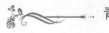

青少年心理自助文库
励志丛书

焦 虑

闲敲棋子落灯花

刘兴彪/著

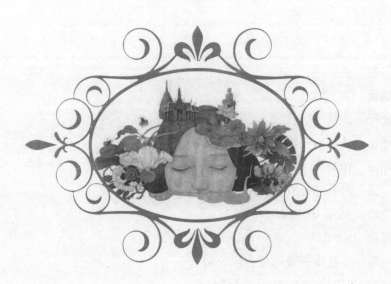

 如果连自己都不相信，那还能相信什么呢？自我训练会使你恢复自信，从而最终从焦虑和抑郁的生活中走出来，重获新生。

中国出版集团　现代出版社

图书在版编目(CIP)数据

焦虑:闲敲棋子落灯花 / 刘兴彪著. —北京：现代出版社，2013.11
(青少年心理自助文库)

ISBN 978-7-5143-1958-3

Ⅰ. ①焦… Ⅱ. ①刘… Ⅲ. ①焦虑－防治－青年读物
②焦虑－防治－少年读物 Ⅳ. ①R749.7－49

中国版本图书馆 CIP 数据核字(2013)第 275999 号

作　　者	刘兴彪
责任编辑	袁　涛
出版发行	现代出版社
通讯地址	北京市安定门外安华里 504 号
邮政编码	100011
电　　话	010－64267325 64245264(传真)
网　　址	www.1980xd.com
电子邮箱	xiandai@ cnpitc.com.cn
印　　刷	北京中振源印务有限公司
开　　本	710mm×1000mm　1/16
印　　张	14
版　　次	2019 年 4 月第 2 版　2019 年 4 月第 1 次印刷
书　　号	ISBN 978-7-5143-1958-3
定　　价	39.80 元

P前言
PREFACE

为什么当今的青少年拥有丰富的物质生活却依然不感到幸福、不感到快乐？怎样才能彻底摆脱日复一日地身心疲惫？怎样才能活得更真实更快乐？越是在喧嚣和困惑的环境中无所适从，我们越觉得快乐和宁静是何等的难能可贵。其实"心安处即自由乡"，善于调节内心是一种拯救自我的能力。当我们能够对自我有清醒的认识，对他人能宽容友善，对生活无限热爱的时候，一个拥有强大的心灵力量的你将会更加自信而乐观地面对一切。

青少年是国家的未来和希望。对于青少年的心理健康教育，直接关系到其未来能否健康成长，承担建设和谐社会的重任。作为学校、社会、家庭，不仅要重视文化专业知识的教育，还要注重培养青少年健康的心态和良好的心理素质，从改进教育方法上来真正关心、爱护和尊重青少年。如何正确引导青少年走向健康的心理状态，是家庭，学校和社会的共同责任。心理自助能够帮助青少年解决心理问题、获得自我成长，最重要之处在于它能够激发青少年自觉进行自我探索的精神取向。自我探索是对自身的心理状态、思维方式、情绪反应和性格能力等方面的深入觉察。很多科学研究发现，这种觉察和了解本身对于心理问题就具有治疗的作用。此外，通过自我探索，青少年能够看到自己的问题所在，明确在哪些方面需要改善，从而"对症下药"。

如果说血脉是人的生理生命支持系统的话，那么人脉则是人的社会生命支持系统。常言道"一个篱笆三个桩，一个好汉三个帮"，"一人成木，二人成林，三人成森林"，都是这样说，要想做成大事，必定要有做成大事的人脉

前

言

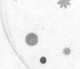

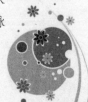

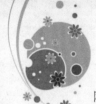

网络和人脉支持系统。我们的祖先创造了"人"这个字,可以说是世界上最伟大的发明,是对人类最杰出的贡献。一撇一捺两个独立的个体,相互支撑、相互依存、相互帮助,构成了一个大写的"人","人"字的象形构成,完美地诠释了人的生命意义所在。

人在这个社会上都具有社会性和群体性,"物以类聚,人以群分"就是最好的诠释。每个人都生活在这个世界上,没有人能够独立于世界之外,因此,人自打生下来,身后就有着一张无形的,属于自己的人脉关系网,而随着年龄的增长,这张网也不断地变化着,并且时时刻刻都在发生着变化:一出生,我们身边有亲戚,这就有了家族里面的关系网;一上学,学校里面的纯洁友情、师生情,这样也有了师生之间的关系;参加工作了,有了同事,有了老板,这样也就有产生了单位里的人际关系;除了这些关系之外,还有很多关系:社会上的朋友,一起合作的伙伴……

很多人很多时候觉得自己身边没有朋友,觉得自己势单力薄,还有在最需要帮助的时候,孤立无援,身边没有得力的朋友来搭救自己。这就是没有好好地利用身边的人脉关系。只要你学会了怎么去处理身边的人脉关系,你就会如鱼得水,活得潇洒。

本丛书从心理问题的普遍性着手,分别论述了性格、情绪、压力、意志、人际交往、异常行为等方面容易出现的一些心理问题,并提出了具体实用的应对策略,以帮助青少年读者驱散心灵阴霾,科学调适身心,实现心理自助。

本丛书是你化解烦恼的心灵修养课,可以给你增加快乐的心理自助术。会让你认识到:掌控心理,方能掌控世界;改变自己,才能改变一切。只有实现积极的心理自助,才能收获快乐的人生。

C目 录
ONTENTS

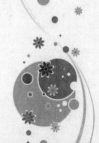

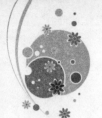

焦虑——闲敲棋子落灯花

2

目

录

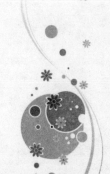

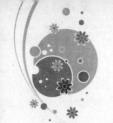

第一篇　寻找焦虑的根源

　　现代社会是一个竞争激烈的社会。是否具有良好的心态和健康的心理状况，对于一个人的发展是极其重要的。我们平时要注意分析事物之间的联系，防止主观片面性和盲目性。很多时候，人们并不清楚一件还未发生的事情会导致什么样的后果，但更多的时候，人们却宁愿从坏的角度去考虑，这就无端的会让人情绪紧张，沮丧，甚至悲伤。对于一些确实无法认知和解决的问题，我们不必陷入无休止的忧愁之中而无力自拔。人生乐在豁达。

认识焦虑的危害

　　焦虑是所有人都经历过的一种正常反应或感觉。所有的人都会因为烦恼出现焦虑。焦虑这种感觉既有强烈恐惧感和最坏预兆的心理成分，也有身体出现的反应，例如，脉搏加快、心跳、手出汗、感觉肌肉无力、喉咙发干、头晕，有时还有胸痛和呼吸困难。

　　焦虑是心理威胁的正常反应，当威胁一旦过去，焦虑也就消失了。恐惧也是如此，威胁过去恐惧随即消失。但有时焦虑长期存在，尤其是威胁没有完全结束时可以见到这种情况。比如我们担心自己的考试，考试结束后也不能完全轻松、愉快起来，还要等待结果，这样焦虑就延长了，直到考试结果公布。

　　杞人忧天的故事：

　　从前在杞国，有一个胆子很小，而且有点神经质的人，他常会想到一些奇怪的问题，而让人觉得莫名其妙。有一天，他吃过晚饭以后，拿了一把大蒲扇，坐在门前乘凉，并且自言自语地说："假如有一天，天塌了下来，那该怎么办呢？我们岂不是无路可逃，而将活活地被压死，这不就太冤枉了吗？"

　　从此以后，他几乎每天为这个问题发愁、烦恼。后来的人就根据上面这个故事，引申出"杞人忧天"这句成语，它的主要意义在于唤醒人们不要为一些不切实际的事情而忧愁。

　　头顶蓝天，却整天担心蓝天会崩塌下来；脚踏大地，却成天害怕大地会陷落下去。这则寓言辛辣地讽刺了那些胸无大志、患得患失的人。"天下本无事，庸人自扰之。"我们决不做"现代的杞人"，而要胸怀大志，心境开阔，为了实现远大的理想，把整个身心投入到学习和工作中去。

　　在人类还没有完全认识自然界之前，一个人提出任何疑问，其勤学好

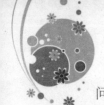

问、勇于探索的精神本身无所谓错误。可是杞人成天为这个问题烦恼忧愁，而影响到自己的现实生活就不对了。未来有很多会发生和不会发生的事情，我们成天只是担忧有什么用？关键是要多学知识，了解自然，做好防范。

现代社会是一个竞争激烈的社会，是否具有良好的心态和健康的心理状况对于一个人的发展是极其重要的。我们平时要注意分析事物之间的联系，防止主观片面性和盲目性。对于一些确实无法认知和解决的问题，我们也不要陷入无休止的忧愁之中而无力自拔。人生乐在豁达。

焦虑产生于心理冲突或遭受挫折。心理冲突使人处于矛盾状态或两难境地，在现实面前无法做出选择。遭受挫折则会使人感到失望、不安，甚至恐惧、抑郁。焦虑会影响正常的学习、生活，甚至导致心理障碍和疾病。不过，适度的焦虑会使人产生一种压力，成为竞争的动力，迫使人积极努力去克服困难、排除障碍。但是，假若我们长期被焦虑的阴影笼罩，则容易引起焦虑症。

焦虑症，又称焦虑性神经症。它是指出现持续性精神紧张或发作性惊恐状态。表现为焦虑、烦躁、易激怒，同时伴有明显的自主神经系统症或运动性不安等。焦虑症是一种复杂的综合负性情绪，是预期即将面临不良处境的一种紧张和不愉快的感受，在心理上体现为泛化了的担心、烦躁和顾虑重重。焦虑发作时不仅能引起情绪紧张，而且还会出现头疼脑涨、失眠、多汗、厌食、便秘、胸闷、气短、腰背疼等自主神经系统症状。

于娟，女，18岁，西安市某中师学生。她不爱活动，不喜欢热闹，胆怯害羞，但好胜心极强。上小学时，担任班长，年年被评为三好学生，对未来充满幻想，一直想着长大后当一名作家，描绘多姿多彩的世界。14岁时考入市重点中学，远离家乡，住校学习。由于感情脆弱、思乡心切，加之学习紧张和城乡同学间关系不和谐，他开始产生一定的心理困扰。后来与同宿舍好友的友谊破裂了，这使她更增添了孤独的情感和茫然。从那时起，她就经常失眠。

初中毕业后于娟考上了中师，但这不是她的最初愿望。由于成就欲的作用，她在苦恼中一度有了竞争之心和幻想之心。她想成为班上的佼佼者，又想当明星，又想当企业家。这种想入非非经常使她激动得出汗，似乎想大刀阔斧地干一番事业。但由于她缺乏勇气、信心和努力，对结果也不敢抱有幻想，产生了彷徨和怀疑，心理冲突严重，甚至引起了心理反应，如多汗、呼吸急促、肌肉紧张、头昏、恶心、手脚发冷等。

　　随着年龄增长，于娟不敢再去做更多的幻想了。但仍经常失眠，控制不住自己的胡思乱想。她觉得自己是个矛盾体。她特别喜欢找人谈心，但内心却空空荡荡。学习喜欢走神。她既自卑又自傲，当受到别人冷落时就会受不了。在学校她遭受失眠之苦，一回到家就睡大觉，什么也不想，舒服极了。与人谈话，把心中的苦闷倾吐出来，感到心情不错，以前的痛苦没有了，然而好景不长，过一段时间，老毛病又犯了，无法摆脱烦躁苦闷。

　　青春期是焦虑症的易发期。在这个特殊成长时期，由于我们的身体发育加快，身心变化处于一个转折点。随着第二性征的出现，我们会对自己在体态、生理、心理等方面的变化产生一种神秘感，甚至不知所措。这些都将对自己的心理、情绪及行为带来很大的影响。而我们往往由于好奇和不理解会出现恐惧、紧张、羞涩、孤独、自卑和烦恼，还可能伴发头晕头痛、失眠多梦、眩晕乏力、口干厌食、心慌气促、神经过敏、情绪不稳、体重下降和焦虑不安等症状，但去医院求诊，经反复检查并没有发现任何器质性病变，这类病症在精神科常被诊断为青春期焦虑症。

　　青春期焦虑症会严重危害我们的身心健康，长期处于焦虑状态，还会诱发神经衰弱症，因此必须及时予以合理治疗。一般是以心理治疗为主，辅以药物治疗。

心灵悄悄话
XIN LING QIAO QIAO HUA

　　你自卑焦虑是因为你太在意别人对你的看法；潜意识认为自己的社会价值很大，输不起。何不换个角度想想地球60亿人，你只不过是60亿分之一，你不是电视节目的主持人，你只是路人甲。没有人会太在意你的言行举止，即使曾经有人投去一眼，也不会在他人心中留下痕迹，所以你只需大胆的做好自己，不理会路人。这样你就能摆脱了。

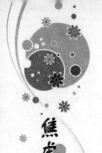
摆脱焦虑的困扰

焦虑是几乎所有的人都会有的。适度焦虑有助于提高办事效率。如果你是这种，就不需要改变。但如果焦虑过大，时间长，就要解决。我们要明白焦虑的背后是什么，就好解决了。

焦虑是对未发生的事情担忧。如果你焦虑，就要找出来，你担心什么，很多时候，你明白了在担心什么，就不那么焦虑了！

很多时候，人们并不清楚一件还未发生的事情会导致什么样的后果，但更多的时候，人们却宁愿从坏的角度去考虑，这就无端地会让人情绪紧张，沮丧，甚至悲伤。这所有的感觉，不仅不会改变事情的发展轨迹，还会严重影响当下自己所从事的工作。

在美国南北战争时期，一位老妇人的儿子被征集到战场。一年之后，当村里不断有人家孩子的尸体被运回的时候，老妇人忍不住替自己的儿子担心起来，于是她开始辗转打听儿子的消息。终于有人告诉她，她的儿子在一次战斗中，被炸断了一条腿。但以后的事情却没有人知道。

老妇人感到伤心极了，自己的儿子是那么的年轻，那样的充满活力，现在却失去了一条腿，而且战地的医疗条件极其艰苦，老夫人突然开始担心儿子的伤口会感染，甚至想到也许早就失去生命了。因为她的儿子始终没有像其他的伤员一样回家乡。

于是老妇人悲痛欲绝，每日茶不思饭不想，始终沉浸在失去儿子的悲伤之中。几年过去了，儿子依然没有音讯，但是老妇人已经无力哭泣了，因为她已被过度的悲伤折磨得精疲力竭，躺在床上奄奄一息。就在老妇人行将逝去的那一刻，邮递员送来了儿子寄来的信件和一大批珠宝，原来儿子并没有死，只是在伤好之后被派到国外机密部门工作了，由于工作性质的原因，所以直到现在才和家人联系，现在她的儿子因出色完成了任务而受到了国家的大奖。并且很快就会回来和母亲团聚，然而老妇人却等不到那一刻了。

史上最悲惨的事情落到了老妇人的身上，这是亲情使然。抛开这一角度，痛苦和悲伤固然可以表达人与人彼此之前的情分，但悲痛过后生活还要继续。只要愿意，我们完全可以利用充实的生活和积极的心态将这悲伤的空洞填满，用健康的状态来迎接新的生活。

焦虑是因为知道什么事，但不清楚怎么办，一时慌了，脑子混乱。让自己安静下来，一条条把问题梳理明白，非常清晰每一个步骤，你也不会焦虑了！

有人问世界网球冠军海伦·威尔斯·穆迪："你的上一场温布尔登公开赛打得很艰难，与对手只有一分之差，当时你的感觉怎么样？你在想什么？"

"我在想什么？"她有点诧异，微笑着回答说，"我只想如何打好下一个球，击败对手！"无疑，她又登上了英国网球公开赛的冠军宝座。在紧张的时刻保持冷静，发挥自己所有的潜能，这就是冠军的做法。

这是一个用镇静取胜的很好的例子。只有让自己安静下来，把问题梳理清楚，你才能走出焦虑，到达胜利的彼岸。冷静是智慧美丽的珍宝，它来自长期耐心的自我控制；冷静是一种成熟的经历，来自对事物不同寻常的了解。一个冷静的人不会在任何事情面前大惊小怪，或者乱了阵脚，即使在大风大浪中也会如岩石屹立于海岸一般，岿然不动。保持镇静、摆脱焦虑，就会拥有泰然自若的人生。

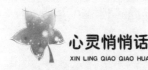

心灵悄悄话
XIN LING QIAO QIAO HUA

首先要学会"相信自己"，无论现实怎样，都要相信希望就在眼前。其次要"接受自己"，不管你怎么样，你都是世上独一无二的，即使有些地方不如别人，你总有你独特的一面，要善于发现自己的优点。

改变焦虑的状态

我们自己应该如何在最短的时间内改变焦虑的状态呢？

一、锻炼。

锻炼可能是我们拥有的最自然的抗焦虑的良方。结束了一天紧张的学习和工作，来场酣畅淋漓的运动，会有什么样的感觉？美国医科大学运动医学系主任说，锻炼能促进大脑产生一种叫内啡肽的化学物质，可以改善情绪，缓解紧张和焦虑。

选择适合自己的体育运动方式，不仅仅可以增强我们身体健康的能力，有的放矢的体育运动还可以帮助我们缓解身体内焦虑恐惧的情绪，提高我们抵抗焦虑症状敏感性的能力。

可选择的运动项目很多，对于具有焦虑倾向的个体来说，有氧运动是最有效的，诸如慢跑、快走、骑车、游泳和有氧健身舞等。简单介绍如下：

跑步：跑步对克服沮丧和抑郁有很大的帮助，因为跑步能够提高大脑中内啡肽和 5－羟色胺的含量，通过跑步可以代谢掉过多的肾上腺素以及使紧张的骨骼肌放松。每周进行四到五次三公里的慢跑，对缓解焦虑大有好处。跑步注意事项：一是尽量在土地草地范围内，尽量不要在混凝土地面上，以免时间长了伤害脚部，二是尽量穿合脚的并且弹性好的运动鞋。三是在开始跑步之前做些热身运动，也可以先走几分钟。

游泳：游泳运动可以使全身很多部位的肌肉和神经系统得以舒展，可以使很多关节受到最小的震动。有效的游泳效果：潇洒的自由泳能提高大脑中内啡肽和 5－羟色胺的含量，中等强度的蛙泳可以起到身体肌肉放松的作用，游泳的时间每周 4 到 5 次，每次 20 到 30 分钟即可。注意事项：一是注意水的质量，游泳的水大多是氯化过的，它对皮肤、眼睛和头发都有强烈的刺激性；二是注意游泳前的热身，做几分钟的慢跑或体操运动都是必要的。

骑车：骑车会带来许多与慢跑相同的好处，但不同的是它不会震动你的关节。为了达到有氧运动的目的,骑车就需要有较大的强度,它要求在平坦的路面上,以每小时大约15公里的速度行驶,逐渐达到每小时24公里的速度,每周三到四次,每次一小时就足够了。注意事项:一是路面的要求,二是速度的递进,三是对车型的要求,即买一辆减震效果好的自行车。

散步:散步是最自然的运动方式。要达到有氧运动的目的,必须以轻快的步伐、以每小时三公里的速度、每周四到五次的运动方式,并且最好选择在户外。注意事项:一是注意散步姿势,胳膊自然摆动在身体两侧,将有助于协调大脑左右两半球,二是穿一双合脚的、最好有气垫的运动鞋。

二、深呼吸。

"最近我总是做关于考试的可怕的梦,总是梦到自己考试失手了,好害怕,怎么办?""孩子过几天考试,我不忍心打扰,但是自己却每晚都睡不着。"……每年都在高考倒计时的时候,一些考生与家长都会生出这样的烦恼。

为了更好地解答家长和学生关注的热点问题,《广州日报》特别邀请了一些高考状元、多年高三执教的有经验的心理一级教师以及心理协会会员、政协委员等作为嘉宾,解答这些问题。专家建议,考试临近,无论家长还是考生,如果发现有特别紧张、焦虑的时候,最简单的解决办法便是:深呼吸以及对自己微笑。

比如说,深吸一口气,在慢慢呼出,可以获得瞬间的放松。

三、融入集体之中。

多与家庭成员、朋友、邻居联系,参加各种社区组织及学校、单位的活动。

四、和家人一起用餐。

五、让你的生活有条不紊。

许多日常的焦虑都与生活的杂乱无章有关。因为杂乱,所以常常问自己忘记了什么,丢失了什么,忽略了什么? 等等,为了解决这个问题,可以列一个日常作息表。在你的门前放一个篮子,用于装钥匙、指甲刀等物品,这样你就不至于每天一大早就开始疯狂地找钥匙。这些具体的小措施能大幅度地减少一天中不必要的或者破坏性的焦虑。

六、做一些你喜欢的事。

如果你正致力于喜欢的工作,那你几乎不可能再有任何破坏性的焦虑。

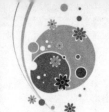

七、拒绝过量的信息。

过量的信息也会让我们沮丧。如果你不限制你所接受的信息量,你会过度忧虑。

八、吃一顿喜欢的美食。

经研究发现,很多种食物中都含有有利于抗焦虑的成分,比如:香蕉、葡萄、菠菜、南瓜等。营养学专家指出,科学、全面地给学生提供营养食谱,有益于身心健康,考试正常发挥。

九、经常拥抱你爱的人。

人们如果常常被抚摸和拥抱,那他的心情就会更好。我们是群居种类,不宜孤独的生活。找一些你非常喜爱的人,然后经常拥抱他们。

十、有焦虑困扰时,立即摆脱它。

一旦感觉到有害的焦虑缠绕你时,就立刻摆脱他。不要沉溺于忧郁中。让忧虑停留的时间越长要摆脱他就会越困难。

十一、让音乐进入你的生活。

音乐能以一些我们尚不知道的方式,缓解紧张和焦虑。让你的家成为充满音乐的地方。

心灵悄悄话

XIN LING QIAO QIAO HUA

要不断"鼓励自己",时不时为自己加油,给自己鼓劲。还有一点,那就是多与朋友聊聊天,多帮助朋友,要放得开,那样即使你仍然感到孤独,你也会发现原来生活是可以变快乐的,只要你去接受它。

焦虑和欲望的关系

欲望与焦虑是一对孪生兄弟。有欲望就一定有焦虑;同样,有焦虑,背后就一定隐藏着欲望。

正因为有想好好生活下去的欲望,所以才会有对死亡的焦虑和恐惧。如果没有了想活下去的欲望,也就没有了对死亡的恐惧。因为有想成功的欲望,所以才会有对失败的焦虑和恐惧,如果没有了对成功的欲望,也就没有了对失败的恐惧。因为有想得到尊重和好评的欲望,才会有对在人前表现不好的焦虑。如果没有了对尊重和好评的欲望,对在人前表现不好的焦虑也就没有了。

要有欲望就会有焦虑,欲望和焦虑永远都是同时存在的,这是客观现实。我们必须认清并接纳这一事实。如果想要消除焦虑就要消除欲望,而欲望是不可消除的,只要我们活着就会有欲望。那么该如何对待焦虑呢?唯一的办法就是带着焦虑去实现欲望。不要想着先消除焦虑再实现欲望,这是永远不可能的,也是所有强迫症朋友正在做的。想想我们刚开始发病的时候吧,那时我们把所有的精力都用在了消除焦虑上,我们拼命和焦虑做斗争,斗来斗去把我们自己斗病了,把自己斗成强迫了。如果当时我们明白焦虑是不可消除的,那么也就不用斗争了,也就不会有强迫了。现在既然都强迫了那就更要通过斗争来治好病了啊! 于是乎,我们的生活就变成了与强迫做斗争。斗争永远都是艰辛而痛苦的,我们失去了本来的生活,斗得自己精疲力竭。如果此时我们能够明白焦虑是不可消除的,那么就应该放弃斗争,从而踏上康复的坦途。不幸的是,虽然我们的斗争毫无效果,但我们却坚信并不是斗争无效,而是我们的意志力不够强大。我们不知道人类再强大的意志力在强迫症面前都会被吞噬殆尽的。

之所以会有强迫,只是因为我们当初的努力方向错了。方向错了,无论我们付出多大的努力都无异于南辕北辙,缘木求鱼。

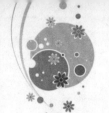

让我们通过实例来看看这个强迫症的形成过程吧。

小李，高二学生。平时对自己要求十分苛刻，有着明确的奋斗目标，那就是考上某所名牌大学。认为高中阶段应该把全部的精力都放在学习上，每一分每一秒都不能浪费。上课的时候要求自己的精力完全高度集中，不能有半点走神。

某天上课的时候突然听到教室里电风扇转动的吱吱声，使自己的注意力分散。认为这对听课十分不利，自己的注意力不应该被分散，而应该完全集中在老师的讲课上。于是，拼命地控制自己不要去关注电风扇的声音，拼命地想把注意力完全集中在老师讲课上，结果越控制越严重，以致完全不能听课了。

后来一次看书的时候，余光无意中看到了同位放在桌子上的笔，认为自己的注意力被分散了，所以拼命地控制自己的余光不要看同位的笔，但根本无法控制，越是控制就越是要看。最后没办法就让同位把笔收起来了。后来余光的问题一发而不可收，无论是看书还是与人交往，余光都控制不住的要关注其他东西，使自己非常痛苦。后来根本无法学习，也恐惧与人交往，高考失利。

现在我们来看看小李的强迫症形成过程。首先焦虑和欲望同时产生，有想要考名牌大学的欲望，同时产生了怕考不上的焦虑。有想要集中所有的注意力听课的欲望，同时产生了对注意力被分散的焦虑。当焦虑产生后，他的努力方向就错了，他开始拼命地想要消除焦虑，从而陷入了恶性循环，最终导致强迫。

当他的注意力被电风扇的声音分散后，如果他不拼命地想去消除这种关注，而是继续听课，注意力被分散一点就分散一点吧，该听课还是听课，能听多少就算多少吧，也就是带着焦虑去实现欲望，那么他也就不会强迫了。后来，余光的产生也是如此。如果，那次他的余光注意到同位的笔的时候，他不去管它，不去想消除这种关注，而是继续看书，注意力被分散一点就分散一点吧，该看书还是看书，能看多少就看多少吧，也是带着焦虑去实现欲望的话，那么他最终的余光强迫也不会形成了。

可见，焦虑的产生本来是伴随着欲望极其正常的一件事情，正是因为我们把正常的当成是不正常的来对待，从而走错了方向，才一步一步地形成强迫症的。所以，强迫症的治疗关键是放弃这种不必要的斗争，认清焦虑是不可消除的本质，接纳焦虑这一客观事实，顺应焦虑的自然规律，带着焦虑去实现欲望。

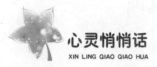

心灵悄悄话
XIN LING QIAO QIAO HUA

当欲望和焦虑同时出现时，我们正确的方向应该是带着焦虑去实现欲望，而不是先消除焦虑再实现欲望。

第一篇　寻找焦虑的根源

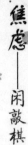

引发焦虑的外在原因

青少年焦虑的原因除了自身生理和心理的因素外,外在原因也是造成这种情况的罪魁祸首,除了考试的压力以外,比如人际关系的影响、家庭因素的影响等等。

下面就几种比较常见的情况做一些分析:

1. 人际关系问题引起学生考前焦虑在中、高考试焦虑中占了很大的比例。

情况一:某某同学原来跟我非常要好,但是最近不知道什么原因,都不理我了,而且还带着其他同学一起疏远了我,我现在心很急,不知怎么办才好?

分析:这位同学非常渴望与同伴做良好的沟通,但是她不知道自己内心存在着很大的认知偏差,她认为:我付出了这么多,应该要得到相应的回报,所以在与同伴交往的过程中就出现了非常计较的情绪和行为,使得同伴离她而去。

情况二:我与我的男朋友经常吵架,每次我都是以失败告终。事因是这样的:当我看到或听到男朋友与其他女同学说话或开玩笑时,我就会心惊胆战,接着便会对他有些不合理的要求,这时候他也不会让着我,结果就吵架了,整个过程经常在我的学习生活中出现,严重影响了我的高考复习。

分析:这位同学是由于从小父母非常疼爱她,甚至有些溺爱,所以才会出现现在的任性、强势心理,产生了"男朋友只能属于我一个人"的错误认知,并且当男朋友稍微有点不顺着自己,就会跟他吵架,她忽视了男朋友也是独生子女,也是父母的宝贝。虽然认识到自己的错误认知,但就是无法改变,在高考的关键时刻,怎么能调节自己是最重要的。

情况三:我与同班的几个同学成绩都很优秀,相互竞争非常厉害,今年就要中考了,我们的竞争更加明显了,我几乎每天都在关注对方在做什么?

有一天,我发现他们几个在一起讲话,好像听到在讲我的坏话,就跟他们争吵了起来,从那以后我们的关系就非常紧张。

分析:很清楚地可以看出,这位同学是由于嫉妒心理产生的人际关系问题,影响了自己的考试复习,产生焦虑的情绪。

2. 责任心强。

有的青少年责任心过强,对自己的期望非常高,希望自己各方面都很优秀,以得到父母和老师的赞扬。一旦达不到预期目标,就会在心理上形成较大的压力。这种过于紧张的心理状态也往往会引发焦虑。

3. 家庭因素的影响。

父母的心理健康状况和性格特征对青少年焦虑症产生的影响较大。一般来说.具有敏感、犹豫、多虑、缺乏自信等一些焦虑表现的父母,子女更容易出现焦虑症状。

4. 教育方法不当。

有的家长对孩子过于苛求,管教过严,不考虑这些要求是否越过了孩子心理承受能力,往往让孩子整天处于紧张状态,久而久之便导致焦虑。有的家长对孩子过于溺爱,在家中对其百依百顺,致使孩子独立性差、依赖性强。结果当孩子走出家门离开父母时,不知如何面对社会和处理人际关系,在社会或学校里碰到一些不顺心的事时往往容易发生过度焦虑反应。

5. 不良因素的影响。

如果家庭成员关系不和谐,例如父母经常吵架或者打架,以及父母离异等,都容易使青少年产生焦虑反应。一些灾难性事件,如亲人患有重大疾病或者死亡,也会让青少年焦虑。

心灵悄悄话

XIN LING QIAO QIAO HUA

　　如何将自己的嫉妒心理化为努力的动力,这是非常关键的,否则,将会害己又害人,严重的还会危害社会。

考试焦虑产生的原因

一个人骑着自行车去办事,不料半路上他的自行车没有气了。于是他只好推着走,正当他万分疲惫的时候,突然发现前面有一户人家。这个人很高兴就想去借打气筒,但是他突然想到:"如果人家没有气管怎么办?"……"如果他家里有但是不借我怎么办?"………"他们会说没有气管吧?"……"他们会不会把气管藏起来啊?"……"他们会不会把我轰出来啊?"……"他们家里有没有狼狗啊?"……"他们会不会打我啊?"……

他一边走一边嘀咕,越是嘀咕越紧张。等到了人家的门口,这个人已经紧张得浑身冒汗了。当主人把门打开的时候,这个人突然歇斯底里地大喊:"混蛋,你为什么不借给我打气筒?"

故事有点可笑,但是生活中"借气筒"的事情很常见,在心理学中有个解释叫作"预期影响结果"。就是说人们对事物发展的预期往往会成为现实。考试也是一样,如果一个考生在考试前非常担心考不好,那么十有八九他会考砸的。这种担心有个专业术语叫作:"焦虑"。

在中国应试教育的背景下,当代中学生关注的焦点皆为学习与考试,这就出现了从中学生到家长乃至整个社会对于考试成绩的过度关注。而伴随着中、高考的临近,很多学生都出现了考试焦虑。那么从心理咨询的角度来看,考试焦虑的产生与哪些因素有关呢?

(一)家庭因素

父母对孩子的期望值很高,但是往往过度地关注了孩子努力后的结果,而忽视了孩子在努力过程中的各种心理感受和心理需求。有一句经典的心理学比喻,"其他的人都只在意你飞得高不高,只有我关心你飞得累不累"。孩子在学习的过程中,需要不断地调整学习状态、克服各种学习上、生活上的困难。所以父母如果给孩子在考试前对他施加更多的压力,孩子往往会担心如果考试失败没有办法向父母交代等心情,导致焦虑产生。

(二)学校环境及教育体制的影响

一提到高考,学生们大多产生紧张和担忧的情绪,这往往与学校里老师们过度渲染考试的重要性有关。而教育方式上习惯于以成绩而不是综合的发展来评价一个孩子的优秀与否。有一位心理专家曾说:"在学校里多一种评价孩子的维度,就能多出一批优秀的孩子。"高考本质上也只是一种知识上的考核,当学校里师长对学生的成绩的排名、以及成绩的起伏过度敏感和关注时,往往造成孩子不是对于考试本身的厌烦和紧张,而是出于对成绩结果的过度看重而产生焦虑。

(三)学生自我期待和自身性格因素

有些学生对考试成绩期望值过高;有些学生自身知识基础与对考试结果的期望不同,学习不扎实但却希望考试成绩很好;有的学生将考试看得过于绝对,把考试成绩视作评价自己的唯一标准。这些自身的因素都有可能导致考试焦虑的产生。

综合而言,考试焦虑出现的原因是多方面的,既与家庭环境、教学环境有关,也与青少年本身的性格、认知有关。所以,学生在应对考试焦虑时,除了应在考试前做知识上、身体上的准备,还应从自身的情绪状态上做一些准备,以免焦虑、烦躁等情绪,影响到考试状态的发挥。如果持续存在考试焦虑,而且自身难以调节,那么需要及早联系专业的心理咨询机构,通过心理咨询师的指导,来提高自我调节应对焦虑的能力。

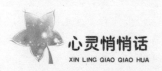

心灵悄悄话
XIN LING QIAO QIAO HUA

对于外在的压力因素,我们考生要意识到这些东西虽然不是他可以左右的,但是他可以不去理会。这是一个认知结构的问题,我们不妨把这些东西当作别人对我们的关心;或者当成是别人的焦虑吧。而我们自己则是如同看电影一样地去观察或者欣赏他们的种种表演,最后不要忘了说:"这些人好可怜啊。"

第二篇　摆脱焦虑的阴影

生活就好像是一只竹篓，如果感到沉重，是因为里面装得东西太多，所以就会感到压力，就会感觉到不快乐。

想有个好心情，就得学会从坏心情中解脱出来。肯放下坏心情的包袱，就会有好心情的到来。人在心情不好的时候，就越会不自觉地把坏心情抱得更紧，结果心情更坏、更难过。

当你学会了享受生活，你也就释然了，那些不快也就离你而去了。活在当下，学会放下，那么好心情就永远属于你。

培养正确的竞争意识

有这样一则故事:过去挪威人出海捕捞沙丁鱼,回到港口时死鱼满舱,而死鱼卖价大跌。一位聪明的渔民想出一个办法,就是在整仓沙丁鱼中放进几条鲇鱼。这是为什么呢?因为船舱挤满沙丁鱼时,由于惰性,它们会被活活闷死。而放入鲇鱼后,鲇鱼生性好斗,会使沙丁鱼因紧张恐惧而拼命游动,从而激发为生存而竞争的潜意识,增强了肌体的活力,从而降低了死亡率,延长了存活期。

在自然界中,动物与动物之间,弱肉强食,适者生存,自然界就是一个充满竞争的大舞台。同样,人类是一个充满竞争的社会。只有竞争,人类才富有活力,只有竞争,才能推动人类不断进步,正是因为竞争,整个社会才日新月异,飞速发展。鼓励竞争,让适者得到成功的报酬,满足了人的功利目的,同时也符合普通的自然法则。

竞争意识是当代和未来社会人才必备的素质之一。为此,培养正确的竞争意识和竞争能力就显得尤为重要:

一、培养良好的竞争心态

1. 争"第一"不能勉为其难,不能超出自己的能力范围。争"第一"并不是一件坏事,但不能超越自己的能力范围,更不能以损害自己和别人为代价,人生不是竞技体育,不需要"永远争第一""事事争第一"。对于绝大多数人而言,简直是永远争不来"第一"的。

——圈子稍稍拓宽一点,就又有比你这儿强那儿强的了,哗啦啦,一数

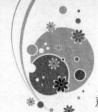

就是一大串，谈何"第一"呢？

2. 要正确理解"进取心"与"争强好胜"两个概念。有"进取心"的人生是一种积极向上的人生。但"进取心"和"争强好胜"是有本质的区别的。"进取心"强的人看重自己往前走的每一步，看重自己的每一点长进，知道付出并能体会成功的"幸福与快乐"。而"争强好胜"，要点是在"好胜"上，这决定了其是横向比较的方式。而"人比人，气死人"，这可是颠扑不破的真理啊！这种比较之下，是永远都不会有快乐和幸福的，如果有则也是稍纵即逝的。

3. 要合理合法的参与竞争。竞争意识，是素质教育的一项内容。我们应当正确的认识"竞争"、学会"竞争"，合理合法的参与"竞争"、正确地看待"竞争"。不能把自己的快乐建立在别人的痛苦之上，如果那样，说大了是违反了竞争法，说小了也影响你自己个人的形象，损害了自己的人格。得到了一个虚名，有如此多的损害，得之何益？

二、选择恰当的竞争对象，主动参与竞争

在竞争中选择竞争对象是很关键的一环，选择不当不利于开展竞争，因此在竞争中要选择合适的竞争对手。青少年往往习惯于选择班级最优秀的同学作为竞争对手，由于差距大，加之自制能力差，竞争往往是半途而废，或者总是失败，达不到竞争的效果，甚至会造成负面影响，所以学生在寻找竞争对手的时候，要找一个成绩高于自己的，但竞争对手与你的差距一定不要过大，还要在平时注意观察对手的学习习惯、学习方法和学习劲头等。每次测试后进行分析对比，找出差距以及原因，这样经过一段时间的竞争，就会首战告捷，增强自信心，享受成功的喜悦，这个时候，就要继续寻找新对手，进行新一轮的竞争。

如果中学生在竞争中选择了恰当的竞争对手，成功的可能性就会大大增加，这样就能逐渐增强他们的自信心，使他们树立不断进取、积极竞争的意识，尤其是使那些普通同学在与自己差距不大的同学的竞争中看到了希望，懂得：机遇面前人人平等。只要积极努力，勇于竞争，就会进步，就一定

会取得成功。

三、在活动中争一争，培养竞争能力

作为孩子的老师，更要注重在管理班级上和班级活动中培养学生的竞争能力。例如学校规定每个班级每个月都要出一期黑板报。在第一个月里，老师要亲自带领每组组长和擅长画画和书写漂亮的学生出第一期黑板报。在这个过程中，老师一边示范给孩子们看如何排版、构图等，一边教给他们出黑板报的方法和小窍门。接下来的每个月，放手让他们带领自己组的同学各出一期，要求每一组的每位同学都要参加，可以是写字、画画；也可以是排版或找资料，哪怕是帮帮忙画一条线也成，这样学生的动手能力就会得到实际性的锻炼。等每期黑板报出完后，请美术老师和班干部给他们组打分。为了得到好成绩，每一组的同学们都拿出了自己的看家本领，并显示出一种众志成城的决心。这样黑板报的质量提高了，学生的竞争意识强烈了，更使他们懂得了团结同学和分工合作的重要性。

四、注重过程，培养良好的学习习惯

结合学生平时的种种表现、学习情况以及期中、期末考试成绩的对比等，发现问题及时谈话疏导，注重过程监控。比如有的同学在竞争中失败，会给他们带来一定的心理压力，这时就需要老师做好他们的思想工作，不要使他们灰心丧气，帮助他们重新树立信心；一旦获得成功切忌骄傲，应在获得成功与喜悦的同时，更加百倍努力，向更高的目标奋进。

为了提高中学生的竞争能力，要注意培养学生养成良好的学习习惯，引导他们课前要认真预习，对于课文中不懂的问题要做好标记，并学会质疑。上课时认真听讲，勤做笔记，勤动脑，多思考探究问题，课后认真做练习巩固所学知识，在学习的过程中还要掌握一定的技巧，还要学会做到举一反三，

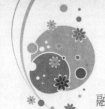

融会贯通，在竞争中立于不败之地。

　　总之，挪威人捕鱼的故事启发我们要树立正确的竞争意识，培养主动参与竞争的能力，学会竞争。平时不断学习，充实自己，使自己具有奋发向上的精神风貌，以正确的竞争意识和强健的竞争能力去充实自己的生活。

 心灵悄悄话
XIN LING QIAO QIAO HUA

　　当今时代是竞争性很强的时代。激烈的竞争，优胜劣汰，这是一个自然法则。

放下心里的包袱

活在当下,把不良情绪留在昨天。也就是快乐来临的时候就享受快乐,痛苦来临的时候就迎向痛苦。过去的痛苦就让它过去。如果陷入过去的痛苦无法自拔,就永远体验不到今天的快乐。

活在当下,学会放下

放下是人的一种心境,也是人的一种胸怀,更是人的一种品格。"吃亏是福"也就只有豁达大度的人才能体会到其中的真正内涵。人生的诸多烦恼追根溯源就是不会放下,放不下。想有个好心情,就得学会从坏心情中解脱出来。肯放下坏心情的包袱,就会有好心情的到来。人在心情不好的时候,就越会不自觉地把坏心情抱得更紧,结果心情更坏、更难过。

有这样一个富翁,他背了许多财宝去远方寻找快乐。可是,历尽千山万水还是没有找到。于是他很沮丧。这时候,一个背着大捆柴草的农夫从山上下来了。他就问:"我是个令人羡慕的富翁,为何没有快乐呢?"农夫放下沉甸甸的柴草,舒心地擦着汗水说:"快乐也很简单,放下就是快乐呀!"富翁顿时恍然大悟:是啊,自己背着沉重的珠宝,既怕人偷又怕人抢,还怕被人谋财害命,整天提心吊胆,快乐从何而来? 于是,富翁放下财宝,并用它接济当地的穷人。从那以后,富翁每日都过得很轻松,不再提心吊胆,反而因为帮助了很多穷人而受到许多爱戴,从而高兴快乐起来。

青少年在成长的道路上,有很多事情是没有必要去在乎的,有些东西是

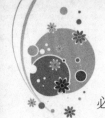

必须从脑海中清除的。该放下时就放下,你才能够腾出手来,抓住真正属于你的快乐! 如果学会放下,试着放下,把属于昨天的东西统统留在昨天,就能够减轻心灵的重荷,使身体轻盈起来。

生活就好像是一只竹篓,如果感到沉重,是因为里面装得东西太多,所以就会感到压力,就会感觉到不快乐。当你学会了享受生活,你也就释然了,那些不快也就离你而去了,活在当下,学会放下,那么好心情就永远属于你。

退一步,总是海阔天空。如果放下坏心情,就能收获满心的喜悦。所以青少年要学会放下昨天的不良心情,这样才能以轻松的心情迎接新的生活。

放下坏心情,活出快乐

有些青少年在心情不好的时候总是一味地沉浸其中,看什么都不顺眼,把坏心情死死抱着,关门不跟别人说话,嘟着嘴生闷气,锁着眉头胡思乱想,结果却使心情变得更坏、更难过。所以,要想活得轻松快乐,就要学会放下坏心情,拒绝它的折磨才行。

每个人都想时刻拥有好心情,但却并不是每个人都能拥有,关键就在于你是否能从原有的坏心情中开脱,从烦恼的死胡同中走出来。只要肯放下坏心情的包袱,好好审视清楚,抛开那些给自己造成困扰的想法,给自己一个清醒的头脑,学会放下、学会割舍,好心情自然就会靠近你。

一位旅行者,经过险峻的悬崖时,脚下一滑,眼看就要掉落山谷,情急之下他攀抓住悬崖下的树枝,却上下不得,于是默默祈求佛陀慈悲营救。而这时佛陀真的出现了,伸出手过来接他,并说:"好! 现在你把攀住树枝的手放下。"但是旅行者执迷不肯松手,他说:"把手一放,势必掉到万丈深渊,粉身碎骨。"旅行者却反而把树枝抓得更紧,就是不肯放下。这样一位执迷不悟的人,佛陀也救不了他。

人们之所以会有坏心情产生,其原因就是人们习惯抓住某个念头,将其死死握紧，就好比那个执迷不悟的旅行者一样，乞求佛陀的帮助，当佛陀真的要帮他时却不愿意松手。每个人都有改变心情的机会，若不懂放下去寻找新的机会，发现新的思考空间，那只会让自己陷入愁云惨雾中，让坏心情无可自拔。

既然在当下的生活中，所有物质的东西都不能带给我们长久的快乐，那么我们能够做的就是守住自己心灵的宁静，调整好自己的心态，放下昨天的不快或者痛苦，忧伤或者烦闷。如果不懂得放下自己沉重的心思，心灵就会变得澄清明净起来，身心也自然变得轻松自在。

其实，自己的好心情与坏心情就在自己的一念之间。心情好与不好，只要换个想法，调整自己的心态，让自己有新的心境，只要自己肯稍做改变，就能抛开坏心情，迎接新的机会。把沮丧的事放下，把无精打采的愁容洗掉，坏心情必定会一去不复返。

活在当下，复制快乐，删除烦恼，很快就会找回自我，做自己快乐的主人。持一颗平常心，不以物喜，不以己悲，放下坏心情，何乐而不为？

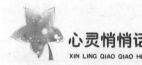

心灵悄悄话
XIN LING QIAO QIAO HUA

学会放下、学会放弃、学会舍得，你才能在当下的生活中得到想要的好心情。你会觉得生活让坏心情来主宰，是一件很不合算的事，也是一件得不偿失的事。

第二篇　摆脱焦虑的阴影

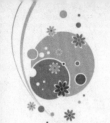

给失败一个心理准备

心理学家们曾做过这样一个实验:在给小小的缝衣针穿线的时候,你越是全神贯注地努力,线越不容易穿入。在科学界,这种现象被称为"目的颤抖",目的性越强就越不容易成功。

这种现象在生活中并不鲜见。

张师傅是一名杂技演员,脚耍大缸已有多年,可谓驾轻就熟。因为年龄偏大,他决定改行。在告别舞台演出的那天晚上,他把亲戚、朋友都请来观看。然而,正当人们为他精湛的技艺喝彩时,他却"失手"了:因一脚顶偏,偌大的瓷缸重重地砸在他的鼻梁上,他当场昏了过去。

事后有人问他:"凭你的技术,怎么会出此意外?"他说:"那天,心里总是想,这是自己杂技生涯的最后一场演出,而且请那么多亲戚、朋友来捧场,一定要表演得很出色,千万不能出错。谁知表演时一走神,就出事了。"

从表现上看,很多失手都是偶然的,其实却有其必然性。因为人有这样一个弱点:当对某件事情过于重视时,心理就会紧张;而一紧张,往往就会出现心跳加速、精力分散、动作失调等不良反应。很多人在人生的关口"失手"的重要原因之一正是过度焦虑。

实际上,做每一件事,我们都不能保证百分之百成功。既然如此,我们何不给失败一个心理准备呢?

高尔夫球名将黑根在介绍自己成功经验时说,他在每打一局球之前都准备打五六个坏球,等到比赛中真的打出坏球,就不会败坏自己的情绪。有了这种思想准备,他的心态反而非常好,最终成为世界著名的高尔夫球高手。

第二次世界大战中，盟军胜利登陆诺曼底之后，最高统帅艾森豪威尔将军发表了激情的演讲："我们已经胜利登陆，德军被打败。这是大家共同努力的结果，我向大家表示感谢和祝贺！"但史学家披露了一则史实，在登陆前艾森豪威尔除了这份讲话稿之外，还准备了一份完全相反的讲稿，其内容是这样的："我很悲伤地宣布，我们登陆失败了。这完全是我个人决策和指挥的失败，我愿意承担全部责任，并向所有的人道歉！"

其实，作战前，艾薇豪威尔做了大量作战失败的准备，包括他准备的最后没有公布的"失败演讲"。如果揭秘诺曼底登陆，人们会发现，艾森豪威尔同时把失败作为了战略内容。一个已经在研究失败可能的统帅，会从客观上剔除失败的种种可能，从而更好地保障成功。

的确，太多的失败都因为把成功当作唯一的目标。

成功之前先做好失败的心理准备，并非是放弃对成功的追求和向往，而是让我们放松一下心情，保持平常的心态，无论得失都能坦然面对。成功之前先想到失败，我们就能放下包袱，轻装上阵，如此一来反倒容易成功。

失败计划里深藏着求胜的意愿、成功的契机和超然的心绪。

心灵悄悄话
XIN LING QIAO QIAO HUA

对于生活，我们要积极应对，放下精神和物质的"包袱"，以一种超然的态度去看待失败。不要因为一点点与目标无关的小事使自己的身体和心理承受不必要的压力，"放下"便是为自己打开一扇通向光明、通向成功的窗户，"放下"便是选择了一条豁然开朗的生命之路。能放下的人必是有大智慧的人。

第二篇　摆脱焦虑的阴影

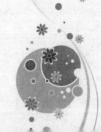

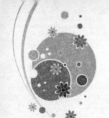

培养自己的专注力

"专注"是一个人们熟悉的词语。所谓"专注",就是集中精力、全神贯注、专心致志。也就是说,人们熟悉这个词就像熟悉自己的名字一样。然而,熟悉并不等于理解。从更深刻的含义上讲,专注乃是一种精神、一种境界。"把每一件事做到最好","咬定青山不放松,不达目的不罢休",就是这种精神和境界的反映。

一个专注的人,往往能够把自己的时间、精力和智慧凝聚到所要干的事情上,从而最大限度地发挥积极性、主动性和创造性,努力实现自己的目标。随着人们开始研究"专注",提出了"专注力"这个概念,在心理学领域上有了更深广的意义。

美国心理学家埃伦·兰格和她的同事们通过长期研究心理对人们生活产生的巨大影响,随后把这种力量命名为"专注力",其同样巨大却为负面效应的则是"缺乏专注力"。兰格所说的专注力,不仅仅是一种持续关注事物的能力,更是一种生活方式。专注力经她演变为一种奇妙的力量:"由于事事专注,我能够观察到每件事情的微妙之处,同时能够把握全局。"专注力带给人们的不仅仅是平静的心态和成就感,更重要的是能带给人们热情和活力,善用专注力能有效控制自己的生活与际遇。

兰格在阐释专注力带给我们生活的改变时,还运用了大量来自养老院和医院的实验作对比,那些能无意识地使用专注力的老人以及病人在抗衰老、产生偏见想法、健康问题等方面都表现得更为正面。

缺乏专注力,会使我们焦虑、失控,而失控则使我们无法做出理智的选择。从专注到专注力,是一种认识上的提高,有助于我们了解专注的重要性,从小保护和培养专注力。专注力的两个关键点由于在这个节奏快的社会存在着许多令人分心的事物,很多人发现,他们很难阻止他们的注意力从一件事情游走到另外一件事情上。在孩子身上,医学和心理学都已经发现了,孩子们的注意力缺失紊乱已经成为父母头痛的一个问题。他们的孩子似乎过于活跃了,这问题有可能是先天性荷尔蒙失调引起的,也有可能是因为当今的小孩遇到很多像电脑游戏和电视令他们分心的事物引起的。其实,不仅是孩子,当今的许多成年人,也显示出一种注意力缺失的倾向。以前,我们的父母习惯于一个固定的工作,他们会被期望留在同一家公司工作直到他们退休。但是现在,人们或主动或被动地从一份工作跳到另一份工作,心思常常不能安定下来。每一种关系,每一份承诺,每一个行业都需要去耕耘,才会有收获。完全拥有那种舒适轻松的感觉需要时间,这就意味着要在一个岗位上待上一段更长的时间。为了实现它,下一步就是要求要有专注力了。

一个人应该先要知道轻重缓急,即重要的事情要先完成。我们应该知道轻重缓急,那些出现的需求应该是其他的。我们不应失去我们的承诺和责任感。我们应该学习怎样去拓展我们的能力,学习怎样才能够适应额外的需求。通过这样做,我们才能够锻炼我们的灵活性,我们的聪明才智和我们的心智才不会失去专注力。把我们的注意力集中在目标上,考虑它的结果而不是过程。如果你想着过程的话,仅仅想到你需要在上面花的努力和你需要用多久才能完成它的时间,你就筋疲力尽了。但假设你专注于结局或最终结果,你做的每一件事都关联到结局或最终结果;你做的每一件事也和结局或最终结果相配合。然后,当你一步一步完成的时候,你会惊奇地发现你已经实现你的目标了

"如果你想捕捉两只兔子,那么两只都将逃脱。"所以,培养专注力的要点是优先次序和集中注意力。这意味着,专注力的要素不仅仅是集中注意力,而且要懂得孰轻孰重,把专注用在正确的事物上。

心灵悄悄话

XIN LING QIAO QIAO HUA

专注能产生极大的能量,能够给个人带来意想不到的变化,这是人们在工作和生活中逐渐得到的经验。

第二篇 摆脱焦虑的阴影

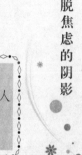

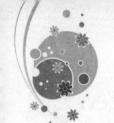

悲观是缠人的消极情绪

出门担心下雨,赶火车担心误点,考试担心想不起答案,演讲担心忘词,恋爱担心被甩……悲观者似乎总在和各种各样的焦虑作斗争。

悲观除了消磨一个人的雄心、意志,使人自暴自弃、伤心抑郁之外,恐怕不会有什么好作用。其实,人生是很漫长的,即便起步时迟缓了一些,或走了点弯路,状况一时不如人,也不用过分悲观消极,这远不足以决定一个人的一生。好比一个优秀的长跑运动员,刚起跑时,比别人慢了一些,并不要紧,只要他攒足劲,加加油,照样可以赶上,甚至超过前面的人,最终可能拿到金牌。

自然,看到许多人比自己强,毕竟是一件令人惭愧的事。但是,消极悲观是没有用的,相反,我们应该振作起来,冷静地反思一下造成自己落后的原因。如果一味地消极悲观,只会让我们错失一次又一次的好机会。

不管是哪一种原因,心理功能失调是情绪障碍的根本所在。因此,克服消极悲观情绪应先调节心理。那么,如何使情绪不再消极呢?

1. 让自己忙起来

想到心情不好就会心情不好,那就不用想它。如果还是想,那就让自己忙起来,让自己没有空闲去想它,让自己充实地过好每一分钟。还有早晨醒了以后,不要懒床,醒了就起来,推开窗,呼吸清晨的新鲜空气,对人的心理健康也有促进作用。

2. 要懂得自我安慰

当一个人追求某项目标而达不到时,为了减少内心的失望和挫败感,可以找一个理由来安慰自己,就如狐狸吃不到葡萄说葡萄酸一样。这不是自欺欺人,偶尔作为缓解情绪的方法,是很有好处的。

3. 培养幽默感

幽默是一种特殊的情绪表现,也是人们适应环境的工具。具有幽默感,可使人们对生活保持积极乐观的态度。许多看似烦恼的事物，用幽默的方法对付，往往可以使人们的不愉快情绪荡然无存，立即变得轻松起来，让人有个好心情应对不同的环境。

4.在人多的地方积极发言

在我们周围，有很多思路敏锐、天资颇高的人，却无法发挥他们的长处参与讨论。并不是他们不想参与，而是害怕这害怕那，对自己缺乏信心。的确，面对大庭广众讲话，需要巨大的勇气和胆量，但这也是培养和锻炼自信的重要途径。从积极的角度来看，如果尽量发言，就会增加信心。不论是参加什么性质的会议，每次都要主动发言。有许多原本木讷或有口吃的人，都是通过练习当众讲话而变得自信起来的，因此，积极发言是使有消极悲观情绪的人坚强乐观的"维他命"。

英国学者贝尔天赋极高。有人估计过他毕业后若研究晶体和生物化学，定会赢得多次诺贝尔奖。但他却心甘情愿地走了另一条道路，把一个个开拓性的课题提出来，指引别人登上了科学高峰，此举被称为贝尔效应。

这一效应要求领导者具有伯乐精神、人梯精神、绿地精神，在人才培养中，要以国家和民族的大业为重，以单位和集体为先，慧眼识才，放手用才，敢于提拔任用能力比自己强的人，积极为有才干的下属创造脱颖而出的机会。

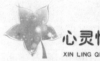

心灵悄悄话
XIN LING QIAO QIAO HUA

生活中，有不少悲观的人，他们对自己的评价都是消极的，特别是在命运转折的关键时刻，这样的消极评价表现得更为突出。他们觉得自己有很多缺点，缺乏知识和能力，觉得自己不健全、不中用、无价值，觉得自己一无是处，脑子里盘旋的总是"我不行""这件事我肯定要办砸了""我肯定不如别人"等等消极想法。这些消极的自我评价像一面魔镜，能把一丁点的错误或缺憾放大为巨大的人格失败的象征，使人陷于自卑而不能自拔。

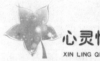

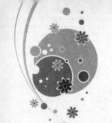

改变不了的事情，可以改变心态

　　人与人之间本身并无太大的区别，真正的区别在于心态。"要么你去驾驭生命，要么生命驾驭你。你的心态决定谁是坐骑，谁是骑师。"

　　喜怒哀乐是人之常情。生活总是由悲欢离合组成。我们不能控制自己的遭遇，但我们可以控制自己的心态。心态控制每一个人的行动和思想，同时，也决定一个人的视野、事业和成就。

　　人活在世，谁都会遭遇心理上的低谷和经历人生的低潮，谁都曾一度消沉、萎靡不振。无论把人生作何比喻，从规律上讲，任何事物都是呈螺旋形曲线向前发展的。若把人生比花园，也不可能每天美丽，有春的众花夺艳，也有秋的萧条凄凉；有夏的艳阳照热土，也有冬的雪花积枝头。把人生比明月，可月也有阴晴圆缺。

　　所以，面对人生的喜怒哀乐，遭遇情绪和心理上的困扰，我们都该视之为正常现象，泰然处之，从容面对。

　　在面对心理低谷之时，有的人向现实妥协，放弃了自己的理想和追求；有的人没有低头认输，他们不停审视自己的人生，分析自己的错误勇于面对，从而走出困境，继续追求自己的梦想……

　　命运对任何人都是公平的，谁都不可能真的一帆风顺，都会碰到各种难题，经历种种坎坷，有些人倒下了，可有些人仍坚定地站着，这就是成功者和失败者的区别。

　　不论遇到什么样的困境，成功者始终坚持用积极的态度支配自己的心态和行动；而失败者则相反。

　　其实，如何看待人生、把握人生，是由我们自己决定的。只有时时保持乐观、积极的思维方式和人生态度，才能获取成功的果实。

　　我们如改变不了别人，我们可以改变自己；改变不了事情，但是我们可以调节态度。

有心无难事，有诚路定通。正确的心态能让你的人生更坦然舒心。当然，心态是依靠你自己调适的。只要你愿意，你就可以给自己的一个正确的心态！

一位心浮气躁、心烦意乱的人去拜访禅师。他问禅师：我这辈子就注定这么过吗？您说真有命运吗？那位禅师说：有的。

禅师让他伸出左手指给他看，一面还说：你看清楚了吗？这条斜线叫事业线，这条横线叫作爱情线，这条竖线叫作生命线。

然后禅师又让他左手慢慢地握起来，握得紧紧的，问他：你说这几条线现在哪里？

那人说：在我的手里呀。

禅师说：对，命运就在你的手里！静下心来，调整好你的情绪和心态吧。

这回那人恍然大悟，谢了禅师而去。

这话说得好，说得铮铮有理。命运就在你手里。自己不努力，岂能怪命运？我们也静下心来，反思自己对待工作的心态、工作的方式、工作的能力是不是导致了生活中某些缺憾？

日本著名的管理大师安岗正笃讲过这么几句话：心态变则意识变，意识变行为变，行为变则性格变，性格变则命运变。也就是说心态决定了我们的命运。这些话足以引起每个人的深思。

所以我经常说，一再地说。心态不好的人最先扰乱的是自己平静的工作和生活，而不是别人的成功。何谓"心态"？在心理学上，心态是指人内心一种比较微弱而持久的情绪状态。它具有弥漫的特点，往往会影响人的整个精神状态，使这段时间的所有活动都染上同样的情绪色彩。"人逢喜事精神爽""闷闷不乐"等词语即是人心态不同的写照。

心态对人的学习、生活、工作、健康都有重要的意义。积极向上、乐观平和的心态能使人精力倍增，不会焦虑。从而提高学习工作的效率与效果，增强信心和希望，并有易于健康；反之，消极处世、悲观浮躁的心态则使人颓丧消沉，处理事情的能力也会大打折扣。由于个人的心态调节不好，从而降低学习工作的效率与效果，使人丧失信心和希望。经常处于不良的心态中，还会有损健康。因此，控制不良心态，培养良好心态对每个人都是很重要的。

人的心态常常失去平衡,关键在于进行自我调整。心态的调整实际上就是理性的"我"和实际的"我"对话与斗争,它首先是一种自省与自查,是一种认真的自我审视,是一种无情的自我剖析。

俗话说:人生不如意事常八九。我们一生很少有几次感到自己生活是一帆风顺的。在现实生活里,每一个人都无一例外地要面对他人、面对环境、面对社会,人生的多变、工作的不顺心、生活的不如意、他人的误解等等,都在挤压紧逼着,难免使人产生抱怨、苦闷、牢骚、心情烦躁、怨天尤人;心态跌入低谷,意志随之消沉,思维也停留在狭隘的空间。但是,牢骚、抱怨本身绝不能消除自己心中的苦闷,消除的唯一办法只能是不断进行有效的自我调整,经常与人沟通、交流,使自己的心态保持平衡,找到适合自己的基点,以获得生存的空间和发展的时机。

有些人活得轻松自在,并不是无所牵挂或无所事事,而是心态平和得到的心理宁静。心态平和能使人理智,使人充实,使人豁达,使人"提得起、放得下"。尽管心态产生的原因是多方面的,但对人心态起决定作用的是人的理想、信念和人生观。人有相当多的潜能被埋藏在情绪的深处,这种能量也许被理想、信念激发,但是却受情绪的调动。虽然我们无法改变人生,但可以改变人生观;虽然我们无法改变环境,但我们可以改变心态。不是环境决定一切,而是面对环境的态度决定一切。

人人都渴望幸福,但是幸福之路只有一条。简言之,就是改变自己的心态。幸福与不幸福并不是由个人财产的多寡、地位的高低、职业的贵贱决定的,而是取决于他是否有一个健康的心态。健康而充实的心态才能像阳光一样,正确引导我们的人生之路。

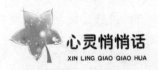

心灵悄悄话
XIN LING QIAO QIAO HUA

　　积极主动是一种正确的人生观念。这不仅仅是一种做人的态度,更是一种做事的方法。一个人的命运不能完全由自己安排和设置,但人生的道路却完全靠自己走。

第三篇　有勇气做回自己

　　因为有慧根,你可以在这个世界上创造让自己由衷喜悦的东西,创造美和智慧,最终你可以随心所欲,你可以找到自由。不要怕在这个过程中会伤害到别人,因为人性是相通的——你创造了真正让自己感动的事物,也便创造了让别人感动的事物;你创造了真正让自己喜悦的事物,也便创造了能让别人喜悦的事物。

　　能掌握自己命运的人,是独立的人,称得上是自己的主人。这种人,往往拥有一种奋起自强的精神,无所顾忌地走自己的路。

试着主宰自己的命运

美国著名女演员索尼亚的童年是在渥太华郊外的一个奶牛场里度过的。当时她在农场附近的一所小学里读书。有一天她满脸泪痕地回到家里。父亲问其原因，她断断续续地说："班里的同学说我长得丑，还说我跑步的姿势难看。"

父亲听后并不说话，只是微笑。忽然父亲说："我能摸得着我们家的天花板。"索尼亚听后觉得很惊奇，不知父亲想说什么，停止了哭声反问道："你说什么？"

父亲又重复了一遍："我能摸得着我们家的天花板。"

索尼亚仰头看看天花板。父亲能摸得到将近4米高的天花板？她怎么也不相信。父亲笑笑，得意地说："不信吧？那你也别信你同学的话，因为有些人说的并不符合事实！"

索尼亚明白了，任何事，都不能太在意别人说什么，要按自己的想法去做。她在二十四五岁的时候，已小有名气。有一次，她要去参加一个集会，但经纪人告诉她，因为天气不好，只有很少的人参加这个集会，会场的气氛有些冷淡。经纪人的意思是，作为新人的索尼亚，应该把时间花在一些大型的活动上，以增加自身的名气。索尼亚坚持要参加这个集会，因为她在报刊上承诺过要去参加。

结果，那次在雨中的集会，因为有了索尼亚的参加，渐渐地，广场上的人越来越多，她的名气和人气因此骤升。

在人生路上徘徊的朋友们，请记住你是属于你自己的，没有谁能代替，别太在意别人说什么，你要自己拿主意！要做自己的主人！

命运总是掌握在自己手中。人生最大的学问就是，如何主宰自己的命运，做自己的主人。能掌握自己命运的人，也就是独立的人，才能称得上自己的主人。他们有自己的思考,更有自己的辨别能力,在一些事物面前,分得清轻重缓急。这种人,往往拥有一种奋起自强的精神,无所顾忌地走自己的路。

把握不住自己的命运的人,骨子里总有一种软弱成分,他们经常会受着旧思想的影响。古诗云:不受尘埃半点浸,竹篱茅舍自甘心。那种与世隔绝的隐居生活,曾为许多人所向往。一些人歌颂和赞美这种生活,把这样的日子看成是生活的最高境界。其实,抱这种观念的人,多数是生平不得志,总有着抱怨的成分,迫于对生活的无奈,人生观念有些许的歪曲,思想理念中包含着自私。我想,如果大家都抱有这样的观念、这样消极的生活,社会就不能进步了。

做自己的主人,首先要注重生命,把握住一切安全的命脉。只有生命的存在,才会有人生的价值。人不仅是为自己活着,很大的程度是为周围的环境而活着,每一个人都在一定的地位中生活,存在于社会,影响在社会,影响大了,就说明其存在的价值高了。只有活得愉快,才能以积极的态度从事社会的活动,人的生命才会闪光,才会释放出它真正的价值。这方面如果把握不好,人的精神面貌总是振作不起来,那么又如何去谈什么信仰和主义呢?

做自己的主人,应该做命运的主人,自己掌握命运,不要由命运来摆布自己。人常常难以把握住自己的命运,就是在关键的时候,把握不住机遇,在迈出关键的一步时,总是那么瞻前顾后,犹豫不决,那命运自然就把握不好了。把握不住自己命运的人,就像失去了主心骨一样,在关键的时候,总是犹豫不决,显得有些前怕狼后怕虎的样子,那样做的结果,你就只会坐失良机,终究把握不好自己的命运。

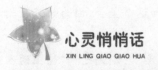

心灵悄悄话
XIN LING QIAO QIAO HUA

我们要学会主宰自己命运,做自己的主人。自己能选择好自己要走的路,只要自己生活得快乐,又何必在乎别人的眼光,又何必在乎别人说三道四呢。

喜欢自己，是快乐的起点

与人为善可以改变你的人际关系，让你享受交际的快乐！

活着不为给别人看，做勇敢的自我，活着应该充实自己，而不是迎合别人的旨意。没有自我的人，老是考虑别人的看法，这是在为别人而活，所以活着很累。人要是没有主见，经不起别人的议论，那么就会一事无成，最后都不知道该怎么办。由于不懂自爱的人，是没有能力去爱别人、关心别人、珍惜别人的。

所以我们最好要保持积极向上的心态，尽可能地让自己面带微笑吧，让微笑带给你一份好心情，让微笑暖和你受伤或冰凉的心，用微笑点缀生命，与人为善，赢得好人缘。我们若想活着不累，活着舒畅、洒脱，只有一个切实可行的办法，就是改变自己，主宰自己，不再相信人言可畏，世上不存在你完全满足的工作，不要为寻找尽善尽美的道路而挣扎，现代社会人口多，环境激烈，人人都会面对着痛苦。

没有人能明白自己是不是真的受人欢迎，可是每一个人都可以扪心自问：你是不是喜欢自己？这个世界上有许多人，生得既不漂亮，又不富有，可是却能受到朋友的喜欢，最重要的道理是：他们真心喜欢自己。若想得到快乐，就别无精打采。生命是自己的，根据自己的愿望去生活，执着追求并从中得到最大快乐的人，才是最幸福最成功的人！

培养乐观向上的性格，保持一颗纯挚的童心。快乐不需要理由的，我觉得快乐很重要，由于快乐不分富人穷人、成就大小以及钱多少，事业大小不要紧，快乐的程度取决于你对人与事情的尺度，尺度不高则轻易知足，由于知足会带来幸福快乐，此外快乐跟你身体健康有关系，跟你的交际优劣也有关系。喜欢自己，是快乐的出发点。一颗良好的心，一种爱人的性情，一种坦直、诚恳、忠厚、宽恕的精神，就是一宗财产。由于有善心的人，就能对于自己自安自足，去做一切相宜的事，对于他人，便成为一个良好的侣伴、可亲

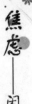

的朋友。只要喜欢自己的人才知道，快乐的秘诀不在于获得更多，而是于珍惜既有，能深切珍惜自己所拥有的幸福，你就会明白，人人都蒙恩宠、享有莫大的福气，真正最幸福、最快乐的人，是了然于人生的不完美，却又能在这不完美中珍惜自己的所拥有的一切。

人生追求完美，但总会留下那样这样的遗憾，有遗憾才显示出生的本色。人生不如意常八九，想得开就是自我解脱，想不开必定自找烦恼，甚至到老还耿耿于怀真是何苦呢？喜欢自己，对生活的喜悦之情天然流露，就成为吸引人的气质。

心灵悄悄话
XIN LING QIAO QIAO HUA

我们只是凡人，请别故作完美。不然，就会给自己带来很大的压力，使我们看不到应该怎样治疗自己。相反，当我们看到了自己的创造性和个性时，我们将会赞赏自己的不同之处，每个人在这个世界上都扮演着独特的角色，如果我们自责，就意味着在隐藏自己。

树立阳光的心态

人生中，经常有无数来自外部的打击，但这些打击究竟会对你产生怎样的影响，最终决定权在你手中。

有人曾经用纸做过一条长龙。长龙腹腔的空隙仅仅只能容纳几只蝗虫，投放进去，它们都在里面死了，无一幸免！这个人说："蝗虫性子太躁，除了挣扎，它们没想过用嘴巴去咬破长龙，也不知道一直向前可以从另一端爬出来。因而，尽管它有铁钳般的嘴巴和锯齿一般的大腿，也无济于事。"当他把几只同样大小的青虫从龙头放进去，然后关上龙头，奇迹出现了：仅仅几分钟，小青虫们就一一地从龙尾爬了出来。

命运一直藏匿在我们的思想里。许多人走不出人生各个不同阶段或大或小的阴影，并非因为他们天生的个人条件比别人要差多远，而是因为他们没有思想要将阴影纸龙咬破，也没有耐心慢慢地找准一个方向，一步步地向前，直到眼前出现新的洞天。

一个人因为发生的事情所受到的伤害不如他对这个事情的看法更严重。事情本身不重要，重要的是人对这个事情的态度。态度变了，事情就变了。

有一个女士长得很漂亮，经过漫长的选择终于和一个男士结婚了。没想到两年后她被男士抛弃了，更不幸的是孩子也死了。女士万念俱灰，准备自杀。她选择了跳海，就上了一个老头的船，船开到大海中，她准备跳下去。请你们告诉我，这个老头怎么和女士沟通，女士才能不跳海？有人这样回答：老头说，你看我行不行啊？我还没老伴呢！这样说女士一定跳下去。老头可以这样说，姑娘，两年前你是啥样子？女士自豪地说，两年前我是单身贵族,追求我的人很多,我既没有先生的拖累,又没有孩子的烦恼。现在悲惨了,我既没先生,又没孩子。老头说,这两者不是一样的吗?两年前你没有先生,现在你也没有先生;两年前你没有孩子,现在你也没有孩子,你和两年前一样漂亮,有啥想不开的?从头再来。老头的话把女士给逗乐了;女士不想跳海了,从头再来。

享受过程,精彩每一天。生命是一个过程,不是一个结果。如果你不会享受过程,结果是什么你都不知道。生命是一个括号,左边括号是出生,右边括号是死亡。我们要做的事情就是填括号,要用靓丽多彩的事情、好心情把括号填满。

云南有一个古城,气候宜人,土地富饶,物产丰富,人们生活悠闲,节奏慢悠悠的。有一个英国绅士看到这里的人们生活悠闲,就问一个老太太:夫人,你们这里的人生活节奏为什么是慢悠悠的?老太太说,先生,你说人最终的结果是什么?英国绅士想了想说,是死亡。老太太说,既然是死亡,你忙什么?生命是一个过程而不是一个结果,有人看透,有人看破。学会体会过程,有的人就找最讨厌的地方去体会,这个世界总会有阴暗面,一缕阳光从天上照下来的时候,总有照不到的地方。如果你的眼睛只盯在黑暗处,抱怨世界黑暗,那是你自己的选择。

西方有一个感恩节,大家在那天都会感谢别人对自己的帮助和贡献。西方的感恩节在 11 月 1 日,在感恩节那天,你给所有曾经帮助、支持、爱护过你的人发一条短信:感谢你在什么什么事情上对我的关照。你发一条短信,别人就会发仨,连锁反应,今年的感恩节大家过得相当愉快,人际关系就变得和谐。你要是不感恩,别人就不再为你做事了,不再帮你了。感恩获得好心情。西方有一条格言:怀着爱心吃菜,胜过怀着恨吃牛肉。

一个人幸福不幸福,在本质上和财富、地位、权力没关系。幸福由思想、心态决定,心可以造天堂,也可以造地狱。

一个日本武士问一个老禅师:师父,请问什么是天堂?什么是地狱?老禅师轻蔑地看了他一眼,说你这种粗糙、卑鄙的人,根本不配和我谈天堂。

武士被激怒了，嗖地拔出刀，把刀架在老禅师的脖子上，说糟老头，我要杀了你！老禅师平静地说，这就是地狱。武士明白了，愤怒的情绪是地狱，把刀收了回去。老禅师又平静地说，这就是天堂。武士听明白了，心情好就是天堂，马上跪下说谢谢师父。

学会为小事高兴，就会有更大的高兴的事情出现。别人为你做了一点好事情，赶紧欣赏他，就会有更多好事情出现。

加拿大有一对小两口老吵架，想离婚，但一想到我们这么深的感情，还老吵架，要是离婚找了别人还不更吵。两人就出去旅游，挽救婚姻一次。两人来到魁北克的一条南北向的山谷，他们惊奇地发现山谷的东坡长满了松树、女贞、桦树，西坡只有雪松，为什么东西坡差别这么大呢？他们发现雪松枝条柔软，积雪多了枝条就压弯了，雪掉下去后就又复原了。别的树硬挺，最后树枝被雪压断了，树死了。两人明白了，压力太大的时候要学会弯曲。丈夫赶快向妻子检讨，都是我不好，我做得不对；妻子一听丈夫检讨了，马上说，我做得也不够。双方什么事也没了，和好如初。

刀再锋利，如果一碰就断，也没有什么用。我们要向中国传统文化中的太极学，阴阳平衡，以柔克刚；要向古币学，取向于前，外圆内方。当然这样很难，但是我们要努力。

心灵悄悄话
XIN LING QIAO QIAO HUA

第三篇
有勇气做回自己

    事情没有好坏之分，关键是我们对事情的态度。蚂蚁虽小，可以破坏大堤。一个人改变了对事物的看法，事物就会改变。

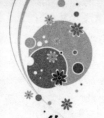

不断地提升自己

每天读书

书是智慧的源泉。你读的书越多,你就会变得更加有智慧。

学习新的语言

学习一门新的语言是一项挑战,你可以通过学习语言来了解不同的文化背景,丰富自己的知识。你还在苦苦学习英语吗? 为什么不去学习新的语言呢,也许有更适合你的语言等着你去发掘。

打造你的灵感空间

你的生活环境会影响你的情绪。如果你生活在一个充满灵感的环境中,你每天都会富有创造力和激情。如果你的房间还是一团糟的话,改造它是时候了。从小事做起,先整理你的桌面吧。

战胜你的恐惧

不得不说的是,每个人都有他害怕的东西。有人害怕在众人面前演讲,害怕冒险,害怕鬼怪,甚至是害怕毛毛虫。你也有害怕的东西吧? 为什么不花时间去战胜你的恐惧呢? 这会帮助你成长的。

升级你的技能

如果你玩过角色扮演游戏的话,你应该了解升级的概念——通过增加经验值,你会变得更加强壮、更加厉害。我们的生活就好似一场真实的角色扮演游戏,只不过你不能任意存档或者读档(这就是现实与虚拟的区别)。作为一个博客爱好者,我总是在学习新的知识,不断升级我的技能。在过去的一年里,我为自己增添了很多技能。这些新技能也是战胜强大"Boss"(生活中的困难)的最大资本。你会为自己升级哪些技能呢?

给未来的自己写一封信

5 年后的自己会是什么样的呢? 你可以写一封信给 5 年后的自己。我想你一定有很多话要说:"告诉自己要好好学习,珍惜时间……不要做浪费时间的事情"抑或是"珍惜身边的朋友,亲人……"好吧,既然这样,为什么不从现在开始珍惜生活呢? 要知道,现在的每一步都在书写自己的历史。我想5年后的自己应该不仅仅是身体上的成长,思想与心灵也应该更加成熟。

承认自己的缺点

每个人都有缺点,但重点是了解它们,承认它们,并且重视它们。你的缺点是什么呢? 不用告诉我,用自己的行动去改掉吧!

立即行动

我承认我确实有时会变得非常犹豫,不知道该怎么选择。后来,我找到了克服犹豫的秘诀——立即行动。通常一件事我会在60秒内果断下决定,然后立即执行。这样我就不会给自己任何时间去犹豫不决。自从我养成了立即行动的习惯,我的效率变得更高了,我节省了一大笔时间去做事情,而不是去想,去犹豫。我认为,立即行动的习惯是每个人都应该努力培养的,这会给你的生活带来巨大的改变。可以看看这篇文章《7步养成立即行动的习惯》《克服拖延——7个技巧让你坚持前进》,你会收获更多。

向你佩服的人学习

每个人在生活中都有自己佩服的人,他们可以是伟大人物,也可以是你的朋友,你的亲人,甚至是一个陌生人。在观看奥运会的时候,非常佩服5000米比赛的第一名,每一次,我为他坚定的眼神所折服。尽管他大口喘着粗气,汗流浃背,但是他还是没有放慢脚步。我想,这种坚毅的眼神正是我所缺少的,我要向他学习。你也有佩服的人吧? 你之所以佩服那个人,是因为他们身上拥有某种你没有的东西,而这种东西正是你所缺少的。所以,向你佩服的人学习,从他们身上获得新的能力。

减少在 QQ 上的时间

很多人都养成了一个不好的习惯,那就是每次打开电脑第一件事就是挂上QQ。当你挂着QQ的时候,你会不时地收到聊天信息,打断你正在进行的工作。每当你停下手头工作去查看QQ消息的时候,你的时间被浪费了,而重新进行工作又需要一定的"转换时间"。

培养一个新的习惯

30天可以培养一个新的习惯,我在用Toodledo这个软件管理时间时,我设定了培养新习惯的计划。将一个任务设定成每日重复,每天只需完成这个任务,这样30天后我就养成了新的习惯。现在,我通过每日习惯计划已经养成了每天做 50 个俯卧撑；每天早上读一个小时英语；每天听写 VOA 英语；每天 6:30 起床……习惯一旦养成，就很容易做到了。

让过去的过去

你是否曾经有过一些不愉快的事情呢？如果有的话，是时候让它们随风而去了。记着那些事情只会阻挡你前进的步伐。你是否有时会焦虑呢？

送人玫瑰手有余香

你对别人好，别人也会对你好。事实上，我们很多人并不能够做到这一点。我们看到别人的缺点，总是想以一个长者的身份教育别人，但是殊不知每个人都有自己的生活，你不能将你的意志强加于别人身上。试着尊重他人的想法与生活习惯，更多的帮助他们，你会发现与人相处其实很简单。

心灵悄悄话
XIN LING QIAO QIAO HUA

　　个人提升不是一朝一夕就能完成的，它需要我们持之以恒的努力与勤奋。当我们看书累了的时候，要懂得休息，听听轻音乐，舒缓心情；散散步，亲近大自然。只有休息好了，我们才能更好地前行。

人生之路要自己走

从古至今，绝大多数的富翁对于财富的处理，一般是全部留给子孙。

但是在美国的富翁中，近年来却有一种新的风尚在流行，就是不要留太多的财产给子孙后代，以免他们乐不思蜀，成了扶不起的阿斗。

这种风尚的实践者有大名鼎鼎的微软创办人比尔·盖茨、投资家华伦·巴菲特。

现代富翁之所以有这样的观念，可能源自罗斯·柴德留下的教训。

罗斯·柴德是巴比特老一辈的富翁，他把所有的财产都留给了儿子拉斐尔。但拉斐尔在继承遗产两年后被人发现死于纽约一处人行道上，死因是吸食海洛因过度，年仅23岁。

美国卡耐基基金会就曾做过一项调查，在继承15万美元以上财产的子女中，有20%的人放弃了工作，整天沉溺于吃喝玩乐，直到倾家荡产；有的则一生孤独，出现精神问题，或是做出违法乱纪的事来。

的确，人生于天地之间，自立自强才是人生最重要的课题。

一代大教育家陶行知老先生有一首诗写得好："滴自己的血，流自己的汗，自己的事情自己干，靠天靠地靠老子，不算是好汉。"

人生最可依赖的是什么？是知识、是智慧、是汗水。人常说"靠人种地满地草，靠人盛饭一碗汤"。

父母都不可能依靠一生一世，何况他人？

因此，这个世界上最可靠的不是别人，而是自己。

人们在生活中常常会遇到一些这样或那样幸与不幸的遭遇，要接触各种各样的机缘，要经历种种的坎坷与风雨，这些都是人在自己人生航线上所必不可少的风景。

如果，一个人天生就生活在一个优越而又无忧无虑的家庭，他的未来早

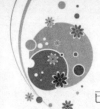

已被他的家人安排、设计好了，而且家人还为他的人生铺好了一条阳光般的道路，让他能够顺顺利利的去走。

可以说他的人生根本不需要自己操心，不需要自己去闯，更不需要他的肩膀来承担生活的重担。

但这样一个所谓"含着金砖"出世的人，他能体会到人生的滋味吗？他能找到人世间真正的幸福吗？人生真正的幸福莫过于用自己的力量取得成功所换来的喜悦。

人生的祸福让人难以预料。假若有一天，他将独自面对这个社会，面对自己的人生，他恐怕无力承载生活给予他的沉重压力，苦苦的在人生岁月的河流中挣扎，然后死亡。

不要幻想生活总是那么圆满，也不要幻想在生活四季中享受所有的春天，每个人的一生都注定要跋涉沟沟坎坎，品尝苦涩与无奈，经历挫折与失意。

一个独立的人，一个自立自强的人，具备"硬颈"的精神，凡事靠自己，能够在人生道路上坚毅的勇敢前进，才会拥有更多的自由和快乐；依靠别人生活的人，一旦失去依靠，命运就会很不幸。

与其靠别人的帮助，不如靠自己去发奋，只有自己才真正靠得住。

苏联火箭之父齐奥尔科夫斯基（1857～1935年）10岁时，染上了猩红热，持续几天的高烧，引起了严重的并发症，使他几乎完全丧失了听觉，成了半聋。他默默地承受着孩子们的讥笑和无法继续上学的痛苦。

他的父亲是个守林员，整天到处奔走。因此教他读书写字的担子就落到妈妈身上。通过妈妈耐心细致的讲解和循循善诱的辅导，他进步得很快。可是当他正在充满信心地自学时，母亲却患病去世了。这突如其来的打击，使他陷入了极大的痛苦。他不明白，生活的道路为什么这么难？为什么这么多的不幸都落到了他的头上？

他今后该怎么办？

父亲抚摸着他的头说："孩子！要有志气，靠自己的努力走下去。"是啊！学校不收、别人嘲弄，今后只有靠自己了！

年幼的齐奥尔科夫斯基从此开始了真正的自学道路。

他从小学课本、中学课本一直读到大学课本，自学了物理、化学、微积分、解析几何等课程。

　　这样，一个耳聋的人，一个没有受过任何教授指导的人，一个从未进过中学和高等学府的人，由于始终如一的勤奋自学、刻苦钻研，终于使自己成了一个学识渊博的科学家。

心灵悄悄话
XIN LING QIAO QIAO HUA

　　想要依靠别人来获取幸福是不现实的，那只能使你的前途一片暗淡；路再远，再荆棘载途，只要自己去走，勇敢地去披荆斩棘，就一定能走到目的地。

第三篇　有勇气做回自己

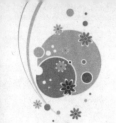

回归真实的自我

有一天,一个动物学家经过一家农场,看见鸡舍里的鸡群中有一只老鹰,于是就问农场的主人,为什么鸟中之王,会落魄到这般与鸡为伍的地步。农场主任说:"因为我一直喂它鸡饲料,把它训练成了一只鸡,所以它一直都不想飞,它的一举一动根本就是只鸡,而且根本不认为自己是一只老鹰了。"

那位动物学家说:"不过,它到底还是一只老鹰,应该一教就会的。"经过一番讨论后,两个人终于同意试试看是否可行。动物学家轻轻地把老鹰放在手臂上,然后说:"你属于蓝天而不是大地,张开翅膀吧。"可是,那只老鹰有些疑惑,因为它不知道自己是谁,然后,它看到鸡在地上啄食,于是又跳下去与它们做伴了。动物学家不死心,又把老鹰放到屋顶上怂恿它飞,他说:"你是一只老鹰,张开翅膀飞翔吧。"可是老鹰对他的不明身份和这个陌生的世界感到恐惧,于是又跳到地上觅食了。

到了第三天,生物学家起了个大早,把老鹰带到了高山上,把鸟中之王高高举起,超过头顶,再次鼓励它说:"你是一只老鹰,属于蓝天而不是大地,张开翅膀飞翔吧。"

老鹰回头看了看远方的鸡场,再抬头望了望天空,但还是没有飞。动物学家把它举起来向着太阳;接着,奇迹发生了,老鹰的身体开始颤抖了起来,然后慢慢张开了翅膀,最后发出胜利的叫声,冲向天际。

故事中的老鹰就是我们真实的自我,富有无限的能力和潜力,鸡群则代表了那颗被世俗所限制和束缚的心灵,以及人们加在我们身上且被我们默认的无形枷锁。在现实生活中,我们也像那只老鹰一样,因为模糊的身份常常蒙受痛苦,我们屈服在心灵健忘之下,忘记了万物之灵的本性。虽然这种情形不会改变我们原本的面目,却使我们的行为失去了原有的创造力,像是一个不该发生在我们身上的无解谜语。

因此，在警醒的过程中，我们的目标并不在改变自己，而是要回归我们的本性特质，这对我们每一个人都非常重要。没有了自我，我们将会如那只老鹰一样，失去了原有的身份、特长，甚至一无所有。脚踏实地、矢志不渝，坚持自己的对未来的想象，你的能力将会因此而丰富起来，你的人生也会开始有所不同，迎接你的将是一个星光璀璨的未来和阳光明媚的天空！你天生注定是在地上啄食，还是在天空翱翔呢？你的答案决定了你的命运。

心灵悄悄话
XIN LING QIAO QIAO HUA

　　一旦迷失了自我，一味地与周围趋同，就会成为一举一动与鸡等同的可悲的鹰。鹰是幸运的，最终找到了属于自己的世界，奋力搏击长空。赶快从鹰的故事中觉醒吧！奋力拼搏，翱翔于属于你自己的那片蓝天！

第三篇　有勇气做回自己

第四篇　挣脱心底的枷锁

月满则亏,水满则溢。得到中总会失去些什么,这是世之常理。所以,在生活中,面对失去的,我们应该平静如水;面对得到的,也应该保持一颗平常心。

人生如戏,每一个人都是主宰自己生命唯一的导演。笑看人生,才能拥有海阔天空的人生境界。人生不会太圆满,摆正心态对苦甜。

人生的意义,不在于我们走了多少崎岖的路,而在于我们从中感悟到了多少哲理。这些亘古常新的人间智慧,将帮助我们认清真正的人生的意义和享受人生的快乐。

"犹豫不决"的痛苦

你是否在做决定时,哪怕是微不足道的决定时,也会感到非常困难? 如果你的答案是"是",那你就有许多像你一样的同伴。许多人都会因为害怕作出决定而痛苦——这就如同我们日常所说的犹豫不决,但过分的犹豫不决却会使人经受巨大的焦虑和迷惘。

列夫·托尔斯泰,《战争与和平》的作者,一个富足的俄罗斯贵族。在他晚年的时候,他准备把他的土地和著作版权捐给穷人和他贫困的农奴,但是哀叹他的妻子和孩子们都反对这个提议。由于不能实现这一理想,他在痛苦和自我疑惑中度过了许多年。克尔凯郭尔订了婚,但是在结婚之前他解除了婚约。然后又订婚,但是很快又再次解除婚约。最后,他和那个对他感到迷惑的女人都放弃了对方,他从此也生活在无尽的后悔当中。托尔斯泰和克尔凯郭尔都为自己的犹豫不决付出了沉重的感情代价。

当我们只是在重要的事情上,比如财产、婚姻上犹豫不决时,至少还可以被人理解。每个人在生活中都会偶尔有难以作出决定的时候,即使是那些非常善于应付残局的人也是如此。

然而,生活中确实有一些人为应该看什么电影、点哪道菜、怎样度过一个空闲的夜晚、应该买哪一件衣服、去哪里度假、听什么广播节目、读什么书等等犹豫不决,他们的生活是充满挣扎的。

我们应当区别开正常的犹豫不决和病态的犹豫不决。正常的犹豫不决发生在对难以估计的几个选择的重要性的时候,选择者对最后的选择结果有一个真实的评价。而病态的犹豫不决发生在扭曲的和非理性的选择中,选择结果的重要性常常被过分夸大。

我们作出决定的一般过程是:(1)收集信息;(2)思考;(3)作出决定;

第四篇 挣脱心底的枷锁

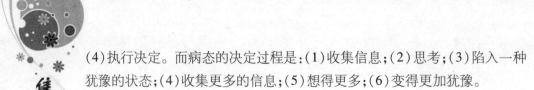

(4)执行决定。而病态的决定过程是:(1)收集信息;(2)思考;(3)陷入一种犹豫的状态;(4)收集更多的信息;(5)想得更多;(6)变得更加犹豫。

与犹豫不决的主要症状相关的,还有其他一些伴随的生理、心理症状,具体如下:

1.陷入精神恶性循环;

2.在做决定时总是瞻前顾后;

3.过分担心做错决定的后果;

4.收集大量的信息;

5.对于什么是正确的事情缺乏直觉;

6.不愿意有意料之外的因素或任何小的改变影响决定的结果;

7.开始决定后的短路行为;

8.强迫自己寻求他人的建议。

有犹豫不决症状的人常常有强迫人格。他们希望指挥、组织或者计划一切。他们这么做以缓解心中的焦虑或者使事情看起来更"安全"。这是一种弄巧成拙的模式。他的工作效率往往是很低的。

过多的信息会加重犹豫不决的症状。当原本为帮助自己作出决定而收集的信息和情报超出需要时,决定者就会掉入信息的海洋,他会被一大堆信息整得眼花缭乱,就好像屋子里到处都是镜子一样。他不得不费很大的劲来整理这些信息,好从中找出哪些信息可以帮助他作出决定,哪些信息是无关紧要的。

有病态犹豫不决症状的人,很在意别人的态度,他们往往担心自己会遭到别人的嘲笑。喜欢社交的人也会常常过于在乎别人对他的看法。这些人不仅仅在意被其他人当众嘲笑或者被人称为"傻瓜"或"白痴",还会对他们想象中的情景作出反应——他们会想象别人会在他背后说些什么,并且为此苦恼。

还有一个影响决定的因素,是展现在决定者面前的选择的数量。如果一个人只有一个好的选择,那他会很容易就作出决定。但现代社会给人以许多选择——有时实在又太多了。手机有许多品牌、款式和型号;每天晚上,你的电视同时播放着超过30个频道的节目;超市里的菜摊上摆满了一大堆蔬菜和水果……其他的事情也是这样。多少年前,生活中可以选择的东西非常少,电话都是黑色的并且只有一种款式,电视频道只有一两个,蔬菜和水果是不可能在非当令的季节里见到的。在那个时候,作出选择是很容易的一件事情。而在今天,人们普遍认为可以供我们选择的机会增加了。但是与此同时,这些机会的增加也给犹豫不决者带来了压力。在另外一些情况下,犹豫不决和不负责任联系在一起。犹豫不决者不愿意承担婚姻、住房、工作、成为小组组长或提升等等带来的部分或全部责任。在这种情况下,犹豫不决的私心会说:"我不想做这件事。别让我承担责任。"

引起犹豫不决的另一个原因是决定者认为决定是不能挽回的错误想法,他们认为决定一旦付诸实践,就不会再有退路。实际上,这种没有退路的情况是很少见的,即便是在最艰苦的情况下,也还是有办法的。在夫妻离异,屋主卖掉他不再喜欢的房子,大学专业改变等等事件中,你也许会认为转机很少,但是这并不等同于没有转机。不论什么决定,除非你决定永远不再更改,很少有不能改变的决定。

犹豫不决的一个潜在性因素是父母有强迫、僵化以及总体组织的行为方式。在这种环境下成长的儿童或者青少年会形成非理性的想法:"一切东西,包括选择和决定,都应该是完美和正确的。"父母的这种价值观成为父母亲的自我的一部分,而且这种价值观即使是在明显不合时宜的时候也很难动摇。

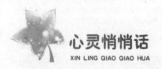

心灵悄悄话
XIN LING QIAO QIAO HUA

第四篇　挣脱心底的枷锁

　　人的一生总会遇到许许多多的左右为难,关键是要明确自己真正想要什么。不一样的做法会展现不一样的美,扫大街的劳动者在净化、美化城市的过程中美中更美。

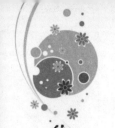

相信自己的直觉

在《经律异相》中，有一个贪狗犹豫不决的故事。

从前，有一条狗经常到寺院里去找东西吃。那附近有两座寺院，一座在河东岸，一座在河西岸。狗听到东岸寺院开斋的钟声，就到东寺讨吃的；东寺吃完后，听到西岸寺院开饭的钟声，就渡河到西寺觅食。

这天不知怎的，东寺和西寺同时开饭了。这条狗就游水渡河去乞食。游到河中心的时候，它想想觉得东寺的饭菜大概比西寺好，于是就扭头往东游；快游上岸了，又想到东寺的点心不如西寺做得可口，于是调转方向向西游；游了一会儿，又唯恐东寺今天做八宝饭，去晚了吃不到，赶紧转身向东……

这条可怜的狗一会儿向东，一会儿向西，折腾了半天，终于游不动了，精疲力竭沉到水底去了。

心理治疗学家卡尔·荣格称有犹豫不决症状的人为思想型。思想型的人在做决定时主要依靠心理的思维以及他们所看到和听到的东西。与此相反的是直觉型，直觉型的人是指那些根据自己的情绪、情感和预感作出决定的人。根据荣格的说法，在一定程度上，这两种类型的人的性格是天生的，你可以从初学走路的孩子和学龄前儿童身上看到这一点。

常识告诉我们害怕失败的心理能够导致犹豫不决。这种常识显然是正确的。但是我们也必须指出，令一般人感到奇怪的是，对成功的担心也会造成病态的犹豫不决。成功会带来一系列的责任、机会和新的风险。奥兰多曾经写过一本书，他把书装进盒子，送到邮局，但是他最终没有把书寄给出版社。在随后的两年中，他这样做了好几次。他这么做并不是担心退稿，而是担心突然成名会影响到他的婚姻和职业。他同样对成名后要参加谈话节目的想法感到害怕。他所想象的成功带来的一切在很大程度上是不现实的幻想,但是这些幻想依然成了他邮寄书稿的障碍。

对于病态犹豫不决的人来说,以下几方面的应对策略在改善症状方面具有重要价值:

1. 要认识到接近—回避冲突是心理上的、不是实际上的冲突。虽然它们常常会被人误认为来自客观世界,但是事实上它们来自你"本身",来自你的感觉的价值观。一个人常常被自己的思维方式、思想和做决定时的自我安慰所"迷惑"。如果这些东西不是那么清晰和理性的话,你就会"陷进去"。所以重要的一步就是自己要认识到冲突并不是来源于外界,而是来源于自身的精神创造。它由非理性的思维产生并且干扰了你的清晰的、理性的思维。

2. 问问自己有没有强迫人格。你是否想从头到尾地组织自己的生活?你要当心,这种行为会导致犹豫不决,而且最终会导致低效率和不利于你的设想。

3. 停止收集过多的信息。你应该收集一些重要的信息,但是最好限制它们的数量。收集过多的信息,需要很多时间,搞得人筋疲力尽,而且会使人迷惑。

4. 不要过多担心其他人会怎么想。他们的想法和价值观与你自己的日常决定没有联系。问问你自己:"这些决定是做给谁的——给他们的还是给我的? 我的决定会影响他们吗?"不要想象别人会嘲笑你或者在你的背后议论你,就算他们真的这么做了,你应该认识到是你在判断你自己,而不是他们在判断你。

5. 勇敢地承担那些你作为成年人必须承担的责任。既然你最终还是不得不承担这些责任,那么为什么要回避呢? 承担生活给你的重担需要勇气,但是,一旦你鼓足勇气果断地承担它,你对自己的感觉会更好。

6. 要记住只有少数决定是不可挽回的。你没有必要为一个错误的决定付出一辈子的代价。我们有时的确需要为错误的决定付出代价,但是你不做决定又能怎么样呢? 你只能向前进并且尽力做到最好。正如一位心理学家向他的病人说的:"尽力去做,不要计较结果,我们都是这么做的。"

7. 不要过分模仿你的父母。记住,他们是他们,你是你。如果他们在做决定的时候过于僵化或者有强迫现象,那是他们的生活方式,而且这种方式并不一定适合你。不要让你父母的自我去支配你的生活,用你自己的成人

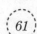

第四篇 挣脱心底的枷锁

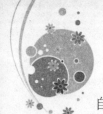
自我作出决定。

8.在本我和超我的冲突中,尽量让你的自我发挥作用。自我在精神分析理论中是人格中理性的一面,与我们在上面提到的"成人自我"很相像。自我的工作方式就像劳资双方之间的调解员一样。它往往促使我们选择理性的中间道路。换句话说,无论本我和超我都不能"赢"。精神分析学家兼弗洛伊德传记的作者欧内斯特.琼斯说:"生活的艺术就是妥协的艺术。"你应该尽量掌握这门艺术。

9.如果你是思想型的人,尽量运用自己人格中的直觉的一面,这会让你在做决定时更加轻松和自信。

10.要意识到对成功的担心只不过是不切实际的幻想。在大多数情况下,你从成功中得到的要多于你失去的。

心灵悄悄话
XIN LING QIAO QIAO HUA

　　既然选择了前方,又何必惧怕风雨兼程。是的,以青春赌明天,果断地作出人生的一道道选择,即使等待我们的是急风暴雨,那也会是幸福的。

拖延是一种恶习

拖延会侵蚀人的意志和心灵,消耗人的能量,阻碍人的潜能的发挥。处于拖延状态的人,常常陷于一种恶性循环之中,这种恶性循环就是:"拖延—低效能＋情绪焦虑—拖延"。

今天该做的事拖到明天完成,现在该打的电话等到一两个小时以后才打,凡事都留待明天处理的态度就是拖延,这是一种明日待明日的工作习惯。

令人懊恼的是,我们每个人在工作中都或多或少、或这或那地拖延过。拖延的表现形式多种多样,其轻重也有所不同。比如:小事缠身,无法将精力集中到学习之中,只有被家长或老师逼着才向前走,有着极端的完美主义倾向,虽然下定决心立即行动,但就是总找不到行动的方法;做事磨磨蹭蹭,有着一种病态的悠闲,以至问题久拖不决;情绪低落,对任何事情都没有兴趣,也没有什么人生的憧憬。

喜欢拖延的人往往意志薄弱,他们或者不敢面对现实,习惯于逃避困难,惧怕艰苦,缺乏约束自我的毅力;或者目标和想法太多,导致无从下手,缺乏应有的计划性和条理性;或者没有目标,甚至不知道应该确定什么样的目标。另外,认为条件不成熟,无法开始行动也是导致拖延的原因之一。

对每一个渴望有所成就的人来说,拖延是最具破坏性的,它是一种恶习,它使人丧失进取心。一旦开始遇事拖延,就很容易再次拖延,直到变成一种根深蒂固的习惯。

我们常常因为拖延时间而心生悔意,然而下一次又会惯性地拖延下去。几次三番之后,我们竟视这种恶习为平常之事,以致漠视了它对生活的危害。

事实上,拖延绝不是一种无所谓的耽搁。一个公司很有可能因为短暂的拖延而损失惨重,这并非危言耸听。

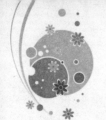

1989 年 3 月 24 日,埃克森公司的一艘巨型油轮在阿拉斯加触礁,原油大量泄漏,给生态环境造成了巨大破坏,但埃克森公司却迟迟没有做出外界期待的反应,以致引发了一场"反埃克森运动",甚至惊动了当时的布什总统。最后,埃克森公司总损失达几亿美元,形象严重受损。

无论是公司还是个人,没有在关键时刻及时做出决定或行动,而让事情拖延下去,这会给自身带来严重的伤害。那些经常说"唉,这件事情很烦人,还有其他的事等着做,先做其他的事情吧"的人,总是奢望随着时间的流逝,难题会自动消失或有另外的人解决它,须知这不过是自欺欺人。不论他们用多少方法来逃避责任,该做的事,还是得做。而拖延则是一种相当累人的折磨,随着完成期限的迫近,工作的压力反而与日俱增,这会让人觉得更加疲惫不堪。

拖延并不能使问题消失也不能使问题的解决变得容易起来,而只会使问题深化,给工作造成严重的危害。我们没解决的问题,会由小变大、由简单变复杂,像滚雪球那样越滚越大,解决起来也越来越难。而且,没有任何人会为我们承担拖延的损失,拖延的后果可想而知。

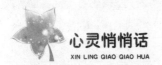

心灵悄悄话
XIN LING QIAO QIAO HUA

必须克服拖延的习惯,想方设法将其从你的个性中除掉。如果不下决心现在就采取行动,那事情永远不会完成;当然了,如果你不打算成功、不打算超越他人和自己、不打算改变现状的话,那你可以放任自己的拖延陋习。

决定了马上就行动

一个国王做事喜欢拖延,总是把今天的事拖到明天,明天的事拖到后天。

一次他收到潜伏在敌方的卧底发来的紧急情报,可国王没有立刻把情报打开,而是随手放在一边,心想:明天再处理吧。

第二天早饭前他又看见那份情报,仍然觉得没什么大不了的,心想等吃完饭再说,于是他吃完了贴身仆人给他端上来的饭菜后才磨磨蹭蹭打开那封信。

看完信后他马上跳起来,上边只有一行字:小心你的贴身仆人,他是间谍,他要在你明天的早餐中下毒。国王想召集侍卫,可是一切都太晚了,他扑倒在地,挣扎着死去。只不过把事情拖延了一个晚上,国王就付出生命的代价。如果他能立即行动的话,情况就会不一样了。

"绝不拖延,立即行动!"这句话是最惊人的自动起动器。任何时刻,当你感到拖延的恶习正悄悄地向你靠近,或当此恶习已迅速缠上你,使你动弹不得时,你都需要用这句话来提醒自己。

大部分的人都喜欢拖延,他们对什么事情不是做不好,而是不去做。试问不行动,怎么可能会有结果呢?

那些不去做现在可以做的事情,却下决心要在将来的某个时候去做的人,常常是心安理得地不去马上采取行动,并以没有真正放弃要做事的决心来寻求自我安慰。他们于自己工作中拖延的现状不满,却又不去改变,每天都生活在等待和无奈之中。他们回避现实,情绪低落,常怀羞愧和内疚之心。这样的人,最终将会一事无成。

当我们彻底尝到失败的苦果之后,才开始检讨。想要成功、想赚钱、想有好的人际关系,可是却从不行动;想健康、有活力、锻炼身体,可是却从不

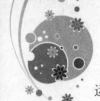

运动;知道要设目标、定计划,但却从来不去做,就算设了目标、定了计划,也不曾执行过;要早起、要努力,可是就是没有动作。就这样,一天一天抱着成功的幻想,染上失败者的恶习,虚度了光阴。

一位勤奋的艺术家为了不让任何一个想法溜掉,在他产生新的灵感时,他会立即把它记录下来——即使是在深夜,他也会这样做。他的这个习惯十分自然、毫不费力。一名优秀的员工其实就是一位艺术家。他对工作的热爱、立即行动的习惯,就像艺术家记录自己的灵感一样自然。

其实,每一个成功者都是行动家,不是空想家;每一个赚钱的人都是实践派,而不是理论派。要成功,马上就行动。

"蜀地传说"是一个餐厅的名字,北京 3 家、上海 2 家、东莞 1 家、齐齐哈尔 1 家……老板是毕业于上海戏剧学院表演系的任泉,他的目标是开 20 家分店。大学刚毕业的时候,一次吃到朋友父亲做的"辣鱼",很是喜欢,于是筹划着自己开家餐厅。"刚开始就几张桌子,几把椅子,慢慢才形成了规模"。理想就这样通过几把椅子搭了起来。

在谈到创业经验的时候,他坚定地说:只有一点,有想法就马上去做,不要拖,不要想得太多。

有时太多的论证、包袱、准备或者使命感,往往是一种漂亮的拖延、心理的自我袒护,是退却的"完美反应"。

马上行动是一种习惯,是一种做事的态度,也是每一个成功者共有的特质。

宇宙有惯性定律。什么事情一旦拖延,就总是会拖延;但一旦开始行动,通常就会一直做到底。所以,我们认为,凡事行动就是成功的一半,第一步是最重要的一步,行动应该从第一秒开始,而不是第二秒。

只要从早上睁开眼睛那一刻开始,就马上行动起来,一直行动下去,对每一件事都要告诉自己立刻去做,就会发现,一整天都有充满着行动力的感觉,这样持续三个星期,就能养成马上行动的好习惯。

所以,现在看到这里,请不要再徘徊犹豫了,再犹豫也没有用,去做它吧!!任何事情想到就去做!放下书本,现在就做!去行动!

拿一张纸写上"马上行动",贴在书桌前,床头、镜子前,贴满房间,一看到它就会有行动力。现在就做！

为了养成马上行动的好习惯，请大声地告诉自己："凡事我要马上行动，马上行动！"连续讲 10 次，立即行动！只有行动，才能帮你成功。是行动的人改变了这个世界，是行动的人才会在 21 世纪获得成功。

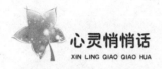

心灵悄悄话
XIN LING QIAO QIAO HUA

改变拖延的恶习，写下我拖延已久的一件事情。问自己，假如持续不行动，这样下去，对我有哪些坏处？假如现在就行动，这样下去，对我有哪些好处？那我什么时候行动？为什么不马上开始呢！

第四篇 挣脱心底的枷锁

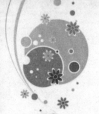

借口是失败的温床

在生活中,每个人都应该发挥自己最大的潜能,努力地工作而不是浪费时间寻找借口。要知道,自己努力学习的目的,是为了解决问题,而不是对困难的长篇累牍的分析。

习惯性的拖延者通常是制造借口与托词的专家。他们经常为没做某些事而制造借口,或想出各式各样的理由为事情未能按计划实施而辩解。"这次的考试题太难了。""家里晚上停电了。""我的作业太多了,忘了还有这样一件事。""我的家里太吵了。"等等,听上去好像是"理智的声音""合情合理的解释"。但不论借口是多么的冠冕堂皇,借口就是借口,而非其他。

找借口是世界上最容易办到的事情之一。如果你存心拖延逃避,你总能找出理由。把"事情太困难、太昂贵、太花时间"等种种理由合理化,要比相信"只要我们更努力奋斗、更聪明、信心更强,就能完成任何事情"的念头容易得多。

找借口是一种不好的习惯。出现问题不是积极、主动地加以解决,而是千方百计地寻找借口,你的生活就会拖沓,以致没有效率。借口变成了一面挡箭牌,事情一旦办砸了,就能找出一些看似合理的借口,以换得他人的理解和原谅。找到借口只是为了把自己的过失掩盖掉,心理上得到暂时的平衡。但长些以往,借口成习惯,人就会疏于努力,不再想方设法争取成功了。

有多少人因为把宝贵的时间和精力放在了如何寻找一个合适的借口上,而忘记了自己的职责!喜欢为自己的拖延找借口的人肯定是不努力的人,至少,是没有良好生活态度的人。他们找出种种借口来蒙混别人,他们是不负责任的人。这样的人,在社会上也不会被大家依赖和尊重。无数的人就是因为养成了轻视工作、马虎拖延、惯于找借口的习惯,终致一生处于社会或某个群体的底层,不能出人头地。

对付惰性最好的办法就是根本不让惰性出现,惰性一旦浮现,即使是摆出与惰性开战的架势也于事无补。往往在事情的开端，总是积极的想法在先，然后当头脑中冒出"我是不是可以……"这样的问题时，惰性就出现了，"战争"也就开始了。一旦开，结果就很难说了。所以，要在积极的想法一出现就马上行动，让惰性没有乘虚而入的可能。

对于我们只有两种行为可以选择：要么努力挑战困难，要么就不停地用借口来为自己的无故拖延辩解。前者可以带来成功，而后者只能走向失败。

在美国西点军校，有一个广为传诵的悠久传统，学员遇到军官问话时，只能有四种回答："报告长官，是"。"报告长官，不是"。"报告长官，不知道"。"报告长官，没有任何借口"。除此之外，不能多说一个字。

没有任何借口！每个人都应该发挥自己最大的潜能，努力进取而不是浪费时间寻找借口。不论是失败了，还是做错了，再妙的借口对于事情本身也没有丝毫作用。

把"没有任何借口"作为自己的行为准则的人，他们拥有一种毫不畏惧的决心、坚强的毅力、完美的执行力以及在限定时间内把握每一分每一秒去完成任何一项任务的信心和信念。

塑造自己的形象，我们要学会给自己加码，始终以行动为见证，而不是编一些花言巧语为自己开脱。我们无须任何借口，哪里有困难，哪里有需要，我们就义无反顾地到哪里。

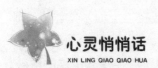
心灵悄悄话
XIN LING QIAO QIAO HUA

许多找借口的人，在享受了借口带来的短暂快乐后，起初有点自责，多多少少有点骗人的味道，可是，重复的次数一多，也就变得无所谓了，原本有点良知的心变得越来越麻木不仁。也许，借口所说的原因，正是自己不能成功的真正原因。

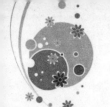

摆脱各种消极的情绪

月满则亏,水满则溢。得到中总会失去些什么,这是世之常理。所以,在生活中,面对失去的,我们应该平静如水,面对得到的,也应该保持一颗平常心。

人生如戏,每一个人都是主宰自己生命唯一的导演。笑看人生,才能拥有海阔天空的人生境界。人生不会太圆满,摆正心态对苦甜。

播下一种境界,收获一种心态,

播下一种心态,收获一种性格,

播下一种性格,收获一种行为,

播下一种行为,收获一种命运,

播下一种命运,收获一种结果。

如果拥有积极的心态,就可以得到快乐,就会改变自己的命运。乐观豁达的人,能把平凡的日子变得富有情趣,能把沉重的生活变得轻松活泼,能把苦难的岁月变得甜美珍贵,能把烦琐的事情变得简单。

屈原在《离骚》中感叹道:路漫漫其修远兮,吾将上下而求索。人在旅途,总会俯首可及地得到很多别人的或自己的体验,这些经验给我们带来了一些感悟和思索。真理往往是简单明了的,只是由于心灵受到尘埃的蒙蔽,使得简单的道理变得复杂起来,一旦想通了,明白了,人生之旅就不会左顾右盼、茫然不知所措了。世界太大,生命太短,如果不导演好自己,怎能悟透人生的意义!

人生的意义,不在于我们走了多少崎岖的路,而在于我们从中感悟到了多少哲理。这些亘古常新的人间智慧将帮助我们认清真正的人生和享受人生的快乐。

追求享乐是人的天性,但经历苦难也是人生的必然。人如果不经过挫折、苦难,就不可能坚强,不可能成熟,不可能超凡脱俗,不可能达到人生的高级境界。记住古训："天将降大任于是人也,必先苦其心志,劳其筋骨,空乏其身",才有可能达到："蓦然回首,那人却在灯火阑珊处"的境界! 因此,不要幻想生活总是那么圆圆满满。在人生旅途中,遇到失意与困惑并不可怕,只要我们心中的信念没有萎缩,即使凄风苦雨,我们也会坦然。

落英在晚春凋零,来年又灿烂一片;

黄叶在秋风中飘落,春天又焕发出勃勃生机。

这何尝不是一种达观、一种超脱、一份人生的成熟、一份人情的练达。"山重水复疑无路,柳暗花明又一村"。苦难就要过去,光明就在眼前。"人有悲欢离合,月有阴晴圆缺,此事古难全"。人生之旅,苦难与快乐同在。苦难使人思索,苦难使人成熟,苦难使人坚强,苦难使人珍惜快乐。快乐就在生活之中,却需要我们去发现,去挖掘,去开发,去创造。我们要当好自己的导演,演绎好自己的生活。愿快乐与我们同行,使自己活得更潇洒、更超凡、更快乐!

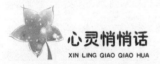

心灵悄悄话
XIN LING QIAO QIAO HUA

聪明的人能够做到劳逸结合,提高效率;了解自己的生物节律和情绪周期,能把自己的潜能充分发挥出来;保证充足的睡眠和合理的饮食,为将要接手的工作或学习做好充分的准备。学会合理调控情绪,成为情绪的主人。这不仅仅是对当政做好工作、完成学业,同时对走好以后的人生路也是大有裨益的。

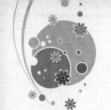

感觉适应定律

心理学上有这样一个规律:在同一刺激持续作用下,感受器的感受性可能会提高,也可能会降低。通常情况下,感受性往往会在微弱刺激物的持续作用下提高,在强烈刺激物的持续作用下降低。这种现象就是心理学上的"感觉适应"。

感觉又分为视觉、嗅觉、听觉、触觉等,其中视觉的适应可以分为对暗和对光的适应。

很多人都有这样的体会,当你从阳光灿烂的室外走进已经熄灭了灯的影剧院时,顿时感觉伸手不见五指,不过,隔了一段时间后,你就能逐渐看清物体的轮廓了。这就是一种对暗适应现象。这种现象是环境刺激由强向弱过渡时,由于一系列相同的弱光刺激,导致对后续的弱光刺激感受性的不断提高。一场电影看完后,你从黑暗的影院走出来,最初往往是感到耀眼发眩,眼前一片白,怎么都看不清楚周围的事物,不过,这种感觉是转瞬即逝的,短暂的眩晕过后,你就又能看清四周的一切了。这就是一种对光适应现象。这种现象是环境刺激由弱向强过渡时,由于一系列的强光刺激,导致对后续的强光刺激感受性的迅速降低。

古人说的"入芝兰之室,久而不闻其香;人鲍鱼之肆,久而不闻其臭",就是典型的嗅觉适应。嗅觉的适应速度,是以刺激的性质为转移的。通常情况下,一般的气味在 1~2 分钟后便可适应,较强烈的气味则需要经历十多分钟的适应,而那些非常强烈的气味,则可能令人厌恶到很难适应甚至根本无法适应。另外,嗅觉适应还有一个特点,那就是带有选择性,即它不会因适应了某种气味,而影响到它对其他气味的感受性。

当我们安静地坐卧时,我们几乎感觉不到衣服的接触和压力;并且你是否发现这种有趣的现象,一些老年人会到处寻找他的老花镜,但是在找了一圈后才发现,眼镜就在自己的额头上。这都一种触压觉得适应。这种适应现象非常明显,实验表明,只要经过大约 3 秒钟的时间,触压觉得感受性就可能会下降到约为原始值的 25%。

当你去游泳的时候,刚开始下水可能会感觉水有些凉,但是经过三四分钟后,你就觉得水温正好了;同样,在你洗澡时,如果最初感觉水有些热,但是在经过三四分钟后,就也不再认为水温高了;这是一种很明显的温度觉得适应现象。不过大家不要因此而不管温度的高低,一味地认为人体是可以适应的,因为对于那些非常冷或者非常热的刺激,温度觉得适应现象是不存在的,这种情况下,往往是很难适应或者是根本无法适应。

相对于以上的种种感觉适应而言,听觉的适应就很不明显。除非人长期处于那些较强的连续的声音的包围中,比如工厂轰鸣的机器声,往往会引起听觉感受性降低的适应现象,严重时还可能出现听觉感受性的明显丧失,即不同程度的耳聋。

最后,最不容易发生的是痛觉的适应。当然,并非完全没有发生的可能,只是这种痛觉适应即使发生,也是相当微弱的。只要人的注意力集中到痛处,就会感觉到明显的疼痛。也正是基于痛觉的这一特点,才使得它成为伤害性刺激的信号,并因此而具有了生物学的意义。

另外,利用感觉适应定律也会给生活带来很多便利,比如,人们根据视觉适应定律的原理,在交通运输业中,对夜晚驾驶室的照明与外界亮度的差异进行适当的处理,解决了明、暗过渡时短暂的视觉盲区,从而使得行车的安全性得以提高。

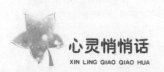

心灵悄悄话
XIN LING QIAO QIAO HUA

第四篇　挣脱心底的枷锁

　　心理学家告诉我们,有机体在长期进化过程中形成了适应能力。该能力对于人们感知外界事物、调节自己的行为意义重大。比如,黑暗的夜与亮白的昼相比,亮度相差达百万倍,倘若自身没有适应这种落差的能力,人类将很难在瞬息万变的环境中精细地感知外界事物,正确地调节自己的行为。

73

第五篇　　享受生命的美好

　　人生如旅行,恰如春夏秋冬,有风雨、有雷电;有花开花落,有冷暖炎凉;有成功、有失败。

　　人生如画,哪怕笔法再纯熟、色彩再鲜艳,也不可能尽善尽美。

　　人生如诗,即便是隽永的文字,也无法掩饰颓废的情结。

　　人生如歌,尽管旋律再优美,也不能保证个个音符都铿锵圆润。

　　是的,我们的人生不可能尽善尽美,总是要面对种种遗憾与挫折的。

体验生命的意义

有人说:人生如旅行,恰如春夏秋冬,有风雨、有雷电;有花开花落,有冷暖炎凉;有成功、有失败;我们也许还有很多的无奈,很多的悔憾。人生如画,哪怕笔法再纯熟,也不可能尽善尽美;人生如诗,即便是隽永的文字,也无法掩饰颓废的情结;人生如歌,尽管旋律再优美,也不能保证个个音符都铿锵圆润。我们的人生不可能尽善尽美,总是要面对种种遗憾与挫折的。花开花落,日月更迭。

在公园里看两位老人下围棋,他们下棋的速度非常缓慢,令围观的人都感到不耐烦。第一位老人,很有趣地说:"嘿! 是你们下棋,还是我在下棋? 我们一个棋考虑十几分钟已经是快的,你知不知道林海峰下一颗棋子要一个多小时。"旁边的老人起哄:"见笑! 自己比为林海峰。"第二位老人,看起来很有修养地说:"你们不知道,围棋要慢慢下才好,下得快则杀气腾腾,不像是朋友下棋了。何况,当第一个棋子落下,一盘棋就开始走向死路。一步一步塞满,等到围棋子满了,棋就死了,就撤棋盘了。慢慢下才好,慢慢下死得慢呀!"这段看似意有所指的话,使旁边的老人都沉默了。看完那盘棋,都不再有人催促或说话。好的围棋要慢慢地下,好的生活历程要细细品味;不要着急把棋盘下满,也不要匆忙地走人生之路。

上帝赐给我们生命的同时,也赐予我们与时间相伴的旅程。而且时间的长短与快慢对每个人来说都是一样的。它不会因为你是百万富翁而多给你一秒,也不会因为你的迟缓耽搁而等待一分。就像民谚所说:"时间好比河中水,只能流去不能回。"古人还用"白驹过隙"来形容时间的飞逝,又用"时间就是生命"的经典语言来形容时间的宝贵。

时间看起来好像太阳如常升起,又好像月亮依稀落下,周而复始,没有

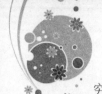

穷尽，但是对我们每个人来说，一年三百六十五天，一天八万六千四百秒，伴随着你的心跳，不管你是在穿衣吃饭，还是玩耍或睡觉，时间绝不停留，绝不增加。俗话说得好："一寸光阴一寸金，寸金难买寸光阴。"如果给一个科学家又一青春，他就会创造出更多东西；如果给建筑师又一青春，他就会造出更多房子；但如果给一懒散汉又一个青春，相当于什么都没给他，因为他还是照样虚度年华。时间是生命中最宝贵的东西。正如时间老人所说："给一个人再多的青春，假如他不珍惜，那么他也不会得到真正的生命。"

人生如轰然前进的列车，生命的价值就在于不停地运动、不停地挑战、不断地创造出人类的价值。

有人问亚里士多德："你和平庸人有什么不同？"这位古希腊大哲学家回答："平庸的人活着是为了吃饭，而我吃饭是为了活着。"这似乎是咬文嚼字的解答，却揭示了人生重要意义的价值哲学问题。在亚里士多德看似平常的话语里，包含了对需要、人生价值取向、人生价值意义等问题的看法。一个人应如何树立正确的人生价值观？又应该如何实现人生价值？

世界是丰富多彩的。生命的能量有大有小，生命的存在方式千姿百态，你可能贫穷、可能富有、可能渺小、可能伟大、可能成功、可能失败，但每个人都要拥有自己的人生价值。

生命只有一次，而生命的价值在于奉献，生命的内涵在于创造，生命的追求在于奋斗。生命不一定轰轰烈烈，但只要勤勤恳恳，就是真实从容的生命；没有挫折与痛苦的生命，是遗憾的生命；没有奋发图强的生命，是无为的生命。生命不能等待。人生的意义就在于拼搏进取，这会使生命过得丰盈充实，使生活充满无穷的乐趣。

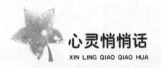

心灵悄悄话
XIN LING QIAO QIAO HUA

生命的意义就在于体验，没有人注定终身幸福，没有人注定终身不幸。一位哲人曾经说过：不曾拥有就不曾失落。每当我们回想走过的青春岁月，感觉有一种高雅的爱好。这是我们毕生的精神财富。

享受生活的真实

伊笛丝·阿雷德太太在小的时候就十分敏感而腼腆,同时有一件让她十分烦恼的事情,就是她的身体一直很胖,然而,她的一张脸看起来比实际还要胖许多。伊笛丝有一个很古板的母亲,她总认为把衣服弄得漂亮是一件很愚蠢的事情。她总是对伊笛丝说:"宽衣好穿,窄衣易破。"而母亲总照这句话来帮伊笛丝穿衣服。所以,伊笛丝从来不和其他的孩子一起做室外活动,甚至不上体育课。她非常害羞,觉得自己和其他的人都"不一样",完全不讨人喜欢。

长大之后,伊笛丝嫁给一个比她大好几岁的男人,但长大后的她并没有改变。她丈夫一家人都很好,也充满了自信。伊笛丝尽最大的努力要像他们一样,可是她做不到。他们促使伊笛丝开朗地去做每一件事情,却令她更退缩到她的壳里去。伊笛丝变得紧张不安,躲开了所有的朋友,情形坏到她甚至怕听到门铃响。伊笛丝知道自己是一个失败者,又怕她的丈夫会发现这一点,所以每次他们出现在公共场合的时候,她假装很开心,结果常常做得有些过分。事后,伊笛丝会为这个难过好几天。最后不开心到使她觉得再活下去也没有什么道理了,伊笛丝开始想自杀。

后来,是什么改变这个不快乐的女人的生活呢?只是一句随口说出的话改变了伊笛丝的整个生活,使她完全变成了另外一个人。

有一天,她的婆婆正在谈她怎么教养她的几个孩子,她说:"不管事情怎么样,我总会要求他们保持本色。"

"保持本色!"就是这句话!在那一刹那之间,伊笛丝才发现自己之所以那么苦恼,就是因为她一直在试着让自己适合于一个并不适合自己的模式。

伊笛丝后来回忆道:"在一夜之间我整个改变了。我开始保持本色。我试着研究我自己的个性、自己的优点,尽我所能去学色彩和服饰知识,尽量以适合我的方式去穿衣服;主动地去交朋友,我参加了一个社团组织——起

第五篇 享受生命的美好

先是一个很小的社团，他们让我参加活动，使我吓坏了。可是我每发一次言，就增加一点勇气。今天我所有的快乐，是我从来没有想到可能得到的。在教养我自己的孩子时，我也总是把我从痛苦的经验中所学到的结果教给他们：不管事情怎么样，总要保持本色。"

想要生活得快乐，最重要的就是保持自己的本色，你只能唱你自己的歌，你只能画你自己的画，你只能做一个由你的经验、你的环境和你的家庭所造成的你。不论好坏，你都得自己创造自己的小花园；不论好坏，你都得在生命的交响乐中，演奏你自己的小乐器。

美国历史上重要的作曲家之一柏林，在刚出道的时候，一个月只有120美元的薪水。而当时的奥特雷在音乐界已如日中天，名气很大。

奥特雷很欣赏柏林的能力，就问柏林要不要做他的秘书，薪水每月800美元。"如果你接受的话，你可能会成为一个二流的奥特雷，如果你坚持自己的本色，总有一天你会成为一个一流的柏林。"奥特雷忠告说。柏林接受了这个忠告。后来他成为美国最著名的作曲家之一。

其实每个人都有自己的本色。每一位成功者，不外乎就是保持了自己的本色。并把它发挥得淋漓尽致。伟大的喜剧演员卓别林，在刚开始踏入影视圈时，导演坚持让他学当时非常有名的一位德国喜剧演员，可是卓别林不为所动，潜心创造出属于自己的表演方式，终于成为喜剧大师。

心灵悄悄话
XIN LING QIAO QIAO HUA

无论你是谁，你必须保持本色。虽然人间充满了美好的原野，可是，除非你耕作那一块属于自己的田地，否则绝无好的收成。

简简单单的生活

生活的艺术之一就是要知道什么时候收,什么时候放,因为生活即是矛也是盾:一方面它鞭策我们不懈追求,另一方面又强迫我们在生命张结时放弃一切。

睿智者说:"一个人来到这个世界时,他紧握双拳;离去时,却松开了双手。"

我们热爱生活,生活充满了奇迹和美丽。我们常常是只有在回首往事的时候,才领悟真谛。我们曾经的所有都已远去,而时光是不能倒流的。

我们怀念消失的美丽和逝去的爱,但更令人痛苦的是当美丽之花绽开时我们却视而不见;当沐浴着爱的光辉时却未能以爱来回报。

约翰·列侬曾经说过,当我们正在为生活疲于奔命的时候,生活已经离我们而去。

其实,就像那个渔夫和富人的故事里所说的:富人拼命工作赚足了钱,也不过是为了有一天能像渔夫那样懒懒地躺在沙滩上晒太阳。我们完全可以换个活法,不必急巴巴地过日子,把自己变成一部上了发条的机器,而是放慢生活的脚步,好好享受生活赠予的一切。

我们常说积极、健康的心态决定人生的一切。为什么有些人就是比其他人更成功,拥有不错的工作,良好的人际关系,健康的身体,整天快乐地过着高质量的人生,似乎他们的生活就是比别人过得好,而许多人忙碌地工作却只能维持生计。其实,人与人之间并没有多大的区别,主要是心态不同罢了。

大家都言知足常乐,但大家都不能知足常乐。社会发展得越快,科技越昌明,生活越便利,好像人们就越停不下来,主动的或被动的,争先恐后地向前奔,大多数人都不知道自己到底是为了什么。或许是虚荣心,或许是过多的欲望,甚至或许只是被动的受驱使,在马不停蹄地追逐名利,追逐物质的

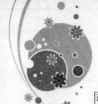

同时,大家都常常会忘记最根本的东西,那就是自己的心灵需要空间,需要休息,也需要感动,也需要滋养。为什么现在的人大多都感到空虚,感到无论赚多少钱,得到多少权势的那种快乐都只有一时,无法长久,因为满足首先要从心灵开始,是由内而外的。

 心灵悄悄话
XIN LING QIAO QIAO HUA

简简单单,自自在在,在已解决温饱的今天,未必只有有钱的闲人才享受得到。仔细想想,忙碌很多时候是被迫的,我们强加给自己的东西实在太多,而自我的本性,却早已被飞速的生活所埋没。

笑对人生残局

人是哭着来到世间的,但应该笑着生活。

在我们身边总有一些人整天蹙额寡欢、忧郁满面、怨声载道,一副坏事缠身的样子;而另有一些人整日春风满面、神清气爽、无忧无虑,一副好事占尽的表情。

人生在世匆匆几十载,为学业、为事业,为工作、为生活,为家庭、为子女,一生劳累、一生奔波,谁的一生会总是轻松悠闲? 谁的一生又会总是顺心如意呢? 人生有如长途远行,一路上既有鲜花相伴,更有荆棘拦路。鲜花沁人心脾,令人心旷神怡固然好,披荆斩棘,历经艰难,闯出一条阳光道,成功的喜悦岂不更让人回味?

人生活的其实是个心态。心态好,凡事看开些,事事往好处想,快乐就相伴;心态不好,事事计较,患得患失,纵使好运连连也会过得痛苦不堪。

人生事不如意十之八九,或穷困、或屈辱、或失意、或挫折、或痛苦。而对不如意,我们不应该逃避、不应该埋怨、更不应该沉沦,而应该乐观面对,积极想办法去克服解决。逃避、埋怨、沉沦于事无补,只会将事情弄得更糟,更增添心灵的痛苦。坦然面对,努力改变,人生才会有转机。

世事没有想象的那么好,亦没有想象的那么糟。塞翁失马,焉知祸福。人生事有很多偶然性,人生际遇我们无法选择,但生活方式可以自己把握。我们应树立积极的人生观念,保持乐观的生活态度,凡事尽力而为,至于结果则顺其自然,随遇而安,不必烦恼在心。对生活追求而不苛求,对人生寄予希望而不奢望。顺意时得意而不忘形,失意时淡定而不沉沦。

人生总有趟不过的河。由于人的先天禀赋不同,后天际遇各异,不是所有的努力都会成功,不是所有的愿望都能达成。世上游泳好手如林,但不是所有的人都能横渡英吉利海峡;天下运动健将众多,但不是所有的人都能摘取奥运金牌。人生如登山。登上峰顶一览众山小固然可喜可贺,没能登上峰顶沿途领略美妙的风光,享受登山的乐趣也不枉此行。只要尽了自己最大努力,充分发掘了自己潜能,也就无怨无悔。人生应该树立理想,但不能为了实现目标而成为生活的奴隶,不能为了实现理想而折磨心灵。追求理想,享受奋斗的快乐才是生活的真谛。

月有阴晴圆缺,人有旦夕祸福,世间万物无不如此。悲观者虽见花好月圆也伤心落泪怕良辰美景留不住,乐观者虽见花残月缺也豁朗抒情感叹造物者的恩赐。人的一生或平淡、或辉煌、或穷困、或富足、或艰辛、或顺畅、或失意、或得志,人生丰富多彩,世事变化无穷。只要我们有一颗感恩的心,只要我们懂得享受生活,即使在山重水复疑无路时也会过得怡然自得、精彩纷呈。花开花谢、潮起潮落,构成了绚丽的自然画卷;悲欢离合、旦夕祸福,铸成了精彩的人生。父母给了我们珍贵的生命,苍天给了我们壮丽的河山,我们还有什么理由不珍惜拥有的一切,还有什么理由不快乐地生活。

屈辱可以锤炼我们的品质,磨难可以丰富我们的阅历,挫折可以顽强我们的毅力,穷困可考验我们的人生。一切人生事均有正反两方面,只要我们内心有阳光,看到的都是快乐和美好。

人生的烦恼和痛苦多数来源于对生活的奢望和盲目的攀比。我们要正确地认识和看待自己,明了自己的能力和生活真正所需,抛弃不切实际的幻想和非分的欲望。广厦万间,夜眠八尺;腰缠万贯,一日三餐。我们真正所需其实并不多,过分奢求不会改善我们的人生,只会带来心灵的创伤和痛苦。盲目的攀比也只会让自己内心失衡,让自己的人生迷茫。人是三节草,三穷三富活到老,功名利禄、荣华富贵如过眼云烟可遇而不可求,唯有内心充实、精神丰富、心灵愉悦,才会永伴人生。树分优劣在树根,人分高下在心灵,心灵快乐才是美好的人生,名利、物质的贪欲只会成为心灵的枷锁,只会成为人生的绊脚石。

一个星期六的早晨,一位牧师正准备第二天布道用的稿子,可他的小儿子却吵闹不休,令他心烦意乱。最后,这位牧师从一本杂志上撕下一张世界地图,并把它扯成碎片,丢在地上。他对儿子说:"如果你能拼拢这些碎片,我就给你2角5分钱。"

一大张世界地图,牧师认为儿子怎么也得拼上大半天,这样一来自己就有时间准备稿子了。可没想到,不到十分钟,儿子就拿着拼好的地图来找他了。牧师万分惊愕地看着儿子,问:"孩子,你用了什么方法这样快就拼好了?"他的儿子得意地说:"哦,这个太容易了。在地图的背面刚好有一个人的照片。我就把这个人的照片拼到一起。然后把它翻过来。我想如果这个人是正确的,那么,这个世界就是正确的。"

牧师微笑起来,他给了儿子2角5分钱,并对他说:"谢谢你,孩子。你帮我准备好了明天的布道,那就是:如果一个人是正确的,他的世界就会是正确的!"

心灵悄悄话
XIN LING QIAO QIAO HUA

忧愁如一粒附在眉头的尘土,它让我们看到的全是烦恼和痛苦,就让我们轻轻地拭去这粒尘土吧,只需轻轻一拭,我们将再也看不到烦恼和痛苦,展现在我们眼前的将是湛蓝的天空和快乐的人生。

第五篇 享受生命的美好

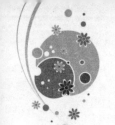
榜上无名，脚下有路

我们在日常的生活中，不如意的事十有八九，而"十年寒窗，却不能金榜得中，"却是很多人都难以接受的。学会正确的面对是很重要的。一个人，很多东西是无法改变的，但你的未来人生是靠自己来谱写的。无论你家境贫寒还是富有，你都不应当失去上进的心。"贫不足羞，可羞是贫而无志；贱不可恶，可恶是贱而无能；老不足叹，可叹是老而虚生；残不足悲，可悲是死而无闻"。也不管你家境多么富有，后盾力量多么强大，你都不应当有高枕无忧的感觉，要记住，榜上无名，脚下有路。教育是让人学会生存的本领的，只有知识填充的大脑才是真正属于你自己的。

我们的世界是一个多元的世界，他不属于哪一个人，所以快乐的活，相信天生我材必有用，不要荒弃你所拥有的特长，努力学习它，你能将它融化为自己一部分。你就算有一技之长，不要在乎你身边的人是怎样评价你，活出自己的样来，就是成功的你。

很多名人都是这样，我们就更不能幸免！梵高，一个多么夺目的人啊，在一种黑得看不到一点光的社会里，画出了著名的《向日葵》，鲜明而充满活力的色彩表现了他的自信。但是我们是世界上的唯一。我们就不能放弃啊。我们只是茫茫宇宙中的一粒灰尘；也许，我们只是大千世界中的一个匆匆过客；也许，我们的生命渺小到数百年以后，没有一个人知道我曾经存在过，但是，我是这个国家，这个星球乃至这个宇宙唯一的我，也是不可复制的我。

不要用世俗的眼光看待你的人生。世界是一个多角度的球体，换一个角度去寻找自己的人生焦点，展现自我。

不能说每个人都可以成龙变凤，但是每一个人，每一份工作都是有他不可忽略的优点和重要性的。也许你没有牡丹的艳丽，但有小草的芬芳；也许你没有猿猴般的灵性，但有骆驼般的坚韧。

朋友们,不要放弃你坚持的,相信天生我材必有用。

新东方教育科技集团总裁俞敏洪,被称为"中国最富有的英语教师",每年他都会到国内众多大中小学演讲,跟学生讲述他的求学故事:考大学考了三年;大学毕业时,成绩在班上排名倒数第六;创建新东方时,自己满街贴小广告……对于过往,俞敏洪毫不避讳。

去年在武汉中学的一次演讲中,俞敏洪讲述了这样的经历:1979年,他又一次高考失利,其中英语才考了55分。他找到一个同样经历的朋友,约好来年再战。这位朋友比他的总分高出4分,但已没有了志向,放弃了。如今,这个同学仍然生活在农村。"有志向和无志向的生活是不一样的,有志向的生活才能走得更远、更高,能够看到更美的景色。"俞敏洪说,志向与财富、能力无关,它是一种无形财富,每个人都可以有。求学期间,俞敏洪曾为名次所累。为了不再让成绩垫底,他拼了命地学习,结果累出了肺结核,名次仍是原地踏步。想通了,俞敏洪不再与别人比,只和自己比,要求自己今天比昨天进步一点。正是这样的心态,让俞敏洪走到了今天这样的高度。

心灵悄悄话
XIN LING QIAO QIAO HUA

大多数的失败不是由于跌倒一次,而是失去了继续奋斗的勇气、自己把自己打败的。给自己留出空间,度过这一难受的时段,然后勇敢起来面对任何要做的事,虽然这很难,但会是影响一生的最有价值的财富。

第五篇 享受生命的美好

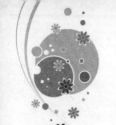

让负面情绪为你服务

情绪没有好坏,只要你善于利用,每种"负面"情绪都能给人一份推动力,推动当事人去作出行动。这种推动力或者是指出了一个方向,也可能是给予了一分力量,有的几乎是两者兼备。因而我们所认定的"负面"情绪也许不像想象的那样讨厌。事实上,它们都能起到非常重要的作用,是完全值得我们予以重视的。

有人说,忧郁是诗人的气质。这是因为,忧郁可成就才华,有许多作家诗人都有忧郁倾向。忧郁的人喜欢凭空想象,而没有幻想能力的人无法拥有优越的创造才华。所以,好好利用忧郁带来的力量,有忧郁性格的人,往往会成为创作大师。

日本作家夏目漱石就患有抑郁症。他第一次发病是在 28 岁左右,当时他有压抑自己的倾向,容易暴躁、误解他人的行为,甚至怀疑"有密探在暗中调查自己的行为"等妄想倾向。

第二次发病是他在伦敦留学的时候。当时他幻想英国人都在说他的坏话,寄宿家庭也在监视他,并伺机想要陷害他。

忧心忡忡的结果,就是让自己痛苦不已,后来,他竟常常将自己反锁在房间里哭。后来他回到日本,会在半夜里突然情绪激动地起来摔东西。

在他的著作中有这样的记载:"在我的脑子里,常常构思着各种创作,有时自己明明没有说话,但耳朵也会听到有人说话的声音。就这样,新的、旧的全都夹杂在一起,幻影也就不知不觉地出现了。"

夏目漱石第三次发病大约是在他 46 岁的时候。也就是说,他大约每隔10 年发病一次。

造成天才人物在精神方面的疾病并不是那么简单的,这绝对不像普通人的忧郁症。就像夏目漱石自己所说:"在我的脑子里,常常构思着各种创作",这点虽然和普通患有忧郁症的人是一样的,但所不同的是,凡人所创作出来的,并不是好作品。

所以,多增加些自信,有忧郁倾向的人将会有不断地创造源泉。

此外,你还要让自己记住,即使自己的心情烦躁,仍要特别注意自己的言行,让自己合乎生活情理;即使在忧郁状态下,也不要放弃自己的学习和工作,即使是小事,也要采取合乎情理的行动;有忧郁性格的人可尝试以前没做过的事情,拓宽自己的情趣范围,例如文学创作、艺术创作,说不定你天才的创造力就隐藏在其中。

其实,除了忧郁,现实中很多常见的"负面"情绪,都可以为我们服务。

1. 生气

它经常与我们不喜欢的情况相连在一起,但它是一种高能量的情绪,可以用来帮助我们做出反应并采取行动,可使我们克服那些本不可逾越的障碍和困难。生气就是"鼓气",一鼓作气才能成功!

2. 害怕

不甘愿去付出本来自己认为需要付出的,或者觉得付出的大过可得到的。它促使我们对所期望的东西重新进行评价及对实现期望所采取的方法进行重新调整。

3. 悲伤

一种能促进深沉思考的反应,能更好地从失去中取得智慧,从而更珍惜目前拥有的。

4. 恐惧

一种高能量的情绪,恐惧可提高神经系统灵敏度,并能使意识性增强,这对我们提高对潜在问题的警觉性很有帮助。它可使我们获得本不能得到的信息,它还使我们具有迅速做出反应和在必要情况下逃避的能量。

5. 忧虑

一种高能量的情绪,它把注意力集中在一个就要发生,但后果令我们担心的事件上,让我们处于精力集中的状态并将变成兴奋,为我们提供为该事件做好准备的能量。

6. 内疚

这是一种与评估是非对错连在一起的情绪。如果我们没有其他的方式评估与价值有关的行为的话,内疚可限制我们的选择范围。明白了这个道理,我们就能用更富有建设性的评估方法来取代内疚。

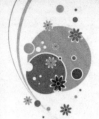

7. 失望

发生在所期望的目标已确定但又没有实现的时候,是一种能促使对期望做出重新评估及对实现期望目标所采取的方法做出重新调整的信号。

8. 后悔

找出一个得不到最好效果的做法中的意义,提醒我们,要找出一个更有效果的做法,同时让我们更明确内心的价值观排序。

相信上帝为我们安排的所有情绪总是有正面意义的,因为每种情绪本身就是一种推动力!

对事情和局势的不同阐释触发不同的情绪。不同的认知导致不同的感觉。最小苦恼和最大受益定律讲的是人们倾向于通过对事情的重新解释来减少负面情绪,从而让自己得到更多。比如,我们可以想象信用坏记录对自己没有影响,来降低对信用违纪的恐惧。也就是说,哪种解释让我们情绪好受,我们就会倾向采用哪种解释。比如,我们可以认为,愤怒可以让他人退避,悲伤可以引来帮助,恐惧可以让我们不轻易犯险等等。

心灵悄悄话
XIN LING QIAO QIAO HUA

其实,一个人能否成功,问题不在情绪本身,而在于他如何拓展情绪的选择空间,也就是其情绪运用能力的高低。如果你感到自身在情绪上没有选择的余地,那么,"负面"情绪往往要占上风,它将主宰并控制你的思想及行为。当你有了情绪上的运用能力时,你就能对这些情绪产生新的想法并赋予它们新的价值。

第六篇 放飞快乐的心情

　　生活本身就是一种选择,快乐还是悲伤都由你自己做决定、去选择。只有快乐的人才是最吸引人的。每天早上起床时告诉自己:我选择快乐!我快乐无比!

　　快乐是一种态度、一种选择!快乐的人,不是他(她)的生活里没有痛苦和挫折,而是他(她)选择了一种乐观的人生态度,对自己充满信心。

　　虽然生活并不尽如人意,但生活本身就是一段历程。只有懂得去享受痛苦时的刻骨铭心、欢乐时的自由欢畅,那才是生活的本来色彩!

快乐是一种态度

我们总是问怎么才能得到快乐。其实,快乐不是一个目标,快乐是一种发现美好、记住美好、忘掉不美好的能力和心态。只有你怀有一颗好奇的心灵去探究世界的可感受的新鲜时,才是快乐,而这种心灵必须是无私天真的。

世界上最著名的一家公司招聘,层层选拔后锁定三个人。最后的考核环节是将这三个受考核者分别关在一个不缺乏生活用品但与外界断绝联系的房间内(没有电话,不能上网)。三天后,被录取的是那个唯一能够在第三天还自得其乐的人。主考官的解释是:"快乐是一种态度,能够在任何环境中保持一颗快乐的心,可以更有把握地走近成功!"

故事虽然老,道理却很深。快乐,别人不能给予,也不用自己刻意地去寻找,其实它就在你心中。不管你身处何境,只要你想快乐。你选择了快乐,你就不会痛苦。人生充满了选择,而生活的态度,就是一切。请舒展你紧皱的眉头吧!不要陷入生活中不如意的一面而心烦意乱,从而情绪消极低沉。不妨随时间问自己:"什么才是最要紧的事?"这样你就会发现你现有的某些选择与你既定的生活目标发生冲突,你就会把它们从你的工作表中划去。

在这个喧嚣烦冗的世界上,乐观地对待生活,更能让人的世界变得五彩斑斓。我们纵观古今中外的文学作品所塑造的各种形象,他们大多有个悲惨的身世、曲折的人生道路和一颗饱受痛苦折磨的心灵。然而,现实生活中依然有很多人们也同样生活得痛苦,他们把自己的生活看成是在炼狱,生活只是在撞钟或为了责任。

其实,一个真正懂得生活的人是不会把自己的生活看作是炼狱的,他们

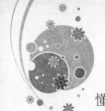
懂得享受生活所带来的痛苦和欢乐。他们知道，虽然生活并不尽如人意，但生活本身就是一段历程，只有懂得去享受痛苦时的刻骨铭心、欢乐时的自由欢畅，那才是生活的本来色彩！

不以物喜，不以己悲！控制好自己的情绪，保持一个乐观的心态，可以让你的生活更加丰富多彩。

生活本身就是一种选择，快乐还是悲伤都由你自己做决定、去选择。只有快乐的人才是最吸引人的。每天早上起床时告诉自己：我选择快乐，我快乐无比！

快乐是一种态度，一种选择！快乐的人，不是他的生活里没有痛苦和挫折，而是他选择了一种乐观的人生态度，对自己充满信心。

有句话说得好：就算没有大幸福，也要找点小快乐。现实生活中常遇到这样的人，他们是乐天派一族，凡事尽可能往好处想，生活中的一点小喜悦、小收获、小成就，一个小愿望的达成，一个小难题的解决，都足够让他们开心半天；而对于那些失意、不快、挫败等打击，他们却能很快摆脱、忘掉。

快乐，也许因人的年龄、性别、需求、个性、受教育程度、人生的目标之不同而对快乐的感受有所不同，但大异中仍有小同，比如获得的快乐，满足的欢喜，尝试成功的得意，自我实现的通畅，受肯定被重视的自豪，价值感的提升，希望的充满，生活前景的前瞻性，与人交流的酣畅等等，都值得快乐与欣。

喜事竟有这么多！因为，快乐是一种源自内心的感受，一种自发性的情绪，有人天生就拥有它，有人生来就缺少它，也有人老是拒绝它进入心中。如果你紧闭心扉，任愁云惨雾弥漫，那么，快乐又怎能与你结缘呢？

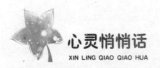

心灵悄悄话
XIN LING QIAO QIAO HUA

在人群中，快乐的人也许不一定具有太大的影响力，但他们可以使每个接近的人都会感到愉快自在，无形中，分享了属于他们的快乐。

活在当下，无忧无悔

不论昨天发生了什么，不管明天会发生什么，当下才是你所在的地方，向来都是如此。当我们把注意力放在当下时，就能够把焦虑从心底排除出去。对抗焦虑的最佳策略，就是学会将你的注意力拉回目前。

迷恋既往，盼望将来，而漠视现在的人，皆愚不可及。接受现况，乃是克服不幸的第一步。

有个小和尚，每天早上负责清扫寺院里的落叶。清晨起床扫落叶实在是一件苦差事，尤其在秋冬之际，每一次起风时，树叶总随风飞舞。每天早上都需要花费许多时间才能清扫完院里的树叶，这让小和尚头痛不已。他一直想要找个好办法让自己轻松些。

后来有个和尚跟他出主意说："你在明天打扫之前先用力摇树，把树上的落叶统统摇下来，后天就可以不用扫落叶了。"

小和尚觉得这是个好办法，于是隔天他起了个大早，使劲地猛摇树干，这样他就可以把今天跟明天的落叶一次扫干净了。因此那一整天小和尚都非常开心。可是第二天，小和尚到院子里一看，他不禁傻眼了，院子里如往日一样满地落叶。老和尚走了过来，对小和尚说："傻孩子，无论你今天怎么用力，明天的落叶还是会飘下来的。"

小和尚终于明白了，世上有很多事是无法提前呈现的，唯有认真地活在当下，才是最真实的人生态度。

活在当下，不要为将来烦恼，就是要放下负担，快乐地生活在此时此刻。活在当下意味着无忧无悔，对未来会发生什么不去作无谓的想象与担心，所以无忧；对过去已发生的事也不作无谓的思维与计较得失，所以无悔。当自己变得白发苍苍、步履艰难、满口假牙、气喘吁吁、生命也快要走向尽头的时

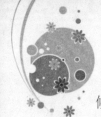

候，我们每一个人都有理由、也应该扪心自问一个很严肃的问题：对这一生觉得十分满足、了无遗憾吗？认为想做的事你都做了吗？有没有好好笑过、好好哭过、好好玩过、好好爱过，真正快乐或者痛并欢乐过？

活在当下是一种全身心地投入人生的生活方式。当我们活在当下，而没有过去拖在你后面的枷锁，也没有未来拉着你往前冲的动力的时候，自己全部的能量就都集中在这一时刻，生命因此具有一种强烈的张力。因为我们在为活在当下而拼搏，并且一分耕耘确实就孕育着一分收获，这样难得的享受，我们不该倍加珍惜吗？

这就是使自己的生活变得丰富的唯一方式。除此之外的人们都是贫穷的，因为世界上有两种穷人——富有的穷人和没有钱的穷人。充实的感觉和对物质财富拥有的多少关系不大，它往往和每一个人生活的方式、生活的品质、生命的喜乐、生命的特性有关。而所有这些东西只有通过静心才可能感受到其中的深意。

即使是处在阴暗的人生低谷，也不要失去活在当下的坚定信心和勇气，唯有品尝过辛酸与苦涩，才会更加珍惜甜美幸福的生活。

活在当下，就是给人一个鹰击长空、鱼翔浅底的机会。一旦自己的行动跟自己的生命保持在同一步调之中，其他的也就无关紧要了。对人类而言，生命就是一切。

如果觉得现在不幸福，总觉得改变了才是幸福，或者过去了的才是幸福，那么就应该抛开人生的太多烦恼，从好好活在当下开始，从用心实现最眼前的、最微小的心愿开始，那份满足与畅然就在自己手边。幸福真的不远，只要我们把心放在当下，体验和握住手中当下的时光，就能让每一个太阳升起的日子灿若春花。

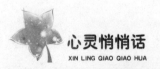

心灵悄悄话
XIN LING QIAO QIAO HUA

一份心境，一份坦然！一份情意，一份平和！活着，即使不精彩，也要给心灵一份自在！

笑看成败得失

在众多的兔姐妹中,有一只白兔独具审美的慧心。她爱大自然的美,尤爱皎洁的月光。每天夜晚,她来到林中草地,一边无忧无虑地嬉戏,一边心旷神怡地赏月。她不愧是赏月的行家。在她的眼里,月的阴晴圆缺无不各具风韵。

于是,诸神之王召见这只白兔,向她宣布了一个慷慨的决定:"万物均有所归属。从今以后,月亮归属于你,因为你的赏月之才举世无双。"

白兔仍然夜夜到林中草地赏月。可是,说也奇怪,从前的闲适心情一扫而光了,脑中只绷着一个念头:"这是我的月亮!"她牢牢盯着月亮,就像财主盯着自己的金窖。乌云蔽月,她便紧张不安,唯恐宝藏丢失。满月缺损,她便心痛如割,仿佛遭了抢劫。在她的眼里,月的阴晴圆缺不再各具风韵,反倒险象迭生,勾起了无穷的得失之患。

最终,慧心未灭的白兔去拜见诸神之王,请求他撤销了那个慷慨的决定。

人生的许多烦恼都源于成败与得失的矛盾。如果单纯地就事论事来讲,得就是得,失就是失,两者泾渭分明,水火不容。但是,从人生的整体而言,得与失是相互联系、密不可分的,甚至在一定的程度上,我们完全可以将成败得失看成是相同的一件事情。我们不妨睁大眼睛,仔细看一看,想一想,生活中有什么事情纯粹是利,有什么东西全然是弊?显然没有!所以,只要胸怀开阔的人就会看出,天下之事,有得必有失,有失必有得。

世上有许多事情的确难以预料,福中有祸,祸中有福,人本来就是失败与成功的统一体。人的一生有如簇簇繁花,既有火红耀眼之时,也有黯然败落之日。面对成功与荣誉,不要狂喜,也不要盛气凌人,而是要把功名利禄看轻些、看淡些;面对挫折或失败,不要悲伤,也不要自暴自弃,而是要把厄运蹇辱看远些、看开些。人生应该保持乐观心态，随时调整自己，该得的，不要错过；该失的，豁达地放弃。

做人既要能经受住成功的喜悦，也要有战胜失败的勇气。成功时冷静自勉，世上任何一样成功或荣誉，都依赖周围的其他因素，绝非你一个人的功劳；失败不要一蹶不振，只要奋斗了、拼搏了，就可以问心无愧的大声对自己说："天空中虽然没有留下我的痕迹，但我已经尽最大的努力曾经飞过。"这样就会为自己赢得一个广阔的空间，得而不喜，失而不悲，才能在人生的旅途中更好地把握自我，超越自己，达到有智有勇的境界。

笑对人生的成败得失，就要敢于挑战和考验。在困难中，依然精神抖擞，向着自己的目标前进；在苦难中，不忘仰望苍穹，轻轻哼唱，感恩阳光雨水，感叹它的神奇与无私。感叹快乐和痛苦的一体两面。经受不住痛苦的考验，也就体会不到真正的快乐。快乐是无私的。为别人带来一份快乐的同时，自己也收获同样的快乐；而带给别人烦恼的同时，自己也会将经受同样的烦恼。

只有笑对人生的成败得失，才会拥有更多的快乐，看到鲜花佳木时，就会微笑；看到高山流水，就会心旷神怡；看到树木青草，就会感到自己回归大自然；只要笑看人生成败得失，一定会有多姿多彩的生活。

心灵悄悄话
XIN LING QIAO QIAO HUA

　　生活可以贫穷，但不能粗俗；人生可以平凡，但不能平庸。我们无法左右天气的变化，却可以调整自己的心态；就让我们拥有一份豁达、淡泊、从容、坚定的心态，珍惜拥有，尊重工作，用心做事，在平凡中追求完美，在简单中创造卓越！

学会感恩

人的一生中,小而言之,从小时候起,就领受了父母的养育之恩,等到上学,有老师的教育之恩,工作以后,又有领导、同事的关怀、帮助之恩,年纪大了之后,又免不了要接受晚辈的赡养、照顾之恩;大而言之,作为单个的社会成员,我们都生活在一个多层次的社会大环境之中,都首先从这个大环境里获得了一定的生存条件和发展机会,也就是说,社会这个大环境是有恩与我们每个人的。感恩,说明一个人对自己与他人和社会的关系有着正确的认识;报恩,则是在这种正确认识之下产生的一种责任感。没有社会成员的感恩和报恩,很难想象一个社会能够正常发展下去。在感恩的空气中,人们对许多事情都可以平心静气;在感恩的空气中,人们可以认真、务实地从最细小的一件事做起;在感恩的空气中,人们自发地真正做到严于律己宽以待人;在感恩的空气中,人们正视错误,互相帮助;在感恩的空气中,人们将不会感到自己的孤独……

人生道路,曲折坎坷,不知有多少艰难险阻,甚至遭遇挫折和失败。在危困时刻,有人向你伸出温暖的双手,解除生活的困顿;有人为你指点迷津,让你明确前进的方向;甚至有人用肩膀、身躯把你托举起来,让你攀上人生的高峰……你最终战胜了苦难,走向了幸福。那么,你能不心存感激吗?你能不思回报吗?感恩的关键在于回报意识。回报,就是对哺育、培养、教导、指引、帮助、支持乃至救护自己的人心存感激,并通过自己十倍、百倍的付出,用实际行动予以报答。

有这样一个儿子,他是个大款,母亲老了,牙齿全坏掉了,于是他开车带着母亲去镶牙,一进牙科诊所,医生开始推销他们的假牙,可母亲却要了最便宜的那种。医生不甘就此罢休,他一边看着大款儿子,一边耐心地给他们比较好牙与差牙的本质不同。可是令医生非常失望的是,这个看是大款的

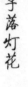

儿子却无动于衷，只顾着自己打电话抽雪茄，根本就不理会他。医生拗不过母亲，同意了她的要求。这时，母亲颤颤悠悠地从口袋里掏出一个布包，一层一层打开，拿出钱交了押金，一周后再准备来镶牙。

两人走后，诊所里的人就开始大骂这个大款儿子，说他衣冠楚楚，吸的是上等的雪茄，可却不舍得花钱给母亲镶一副好牙。正当他们义愤填膺时，不想大款儿子又回来了，他说："医生，麻烦您给我母亲镶最好的烤瓷牙，费用我来出，多少钱都无所谓。不过您千万不要告诉她实情，我母亲是个非常节俭的人，我不想让她不高兴。"

"感恩"是个舶来词，"感恩"二字，牛津字典给的定义是："乐于把得到好处的感激呈现出来且回馈他人。""感恩"是因为我们生活在这个世界上，一切的一切包括一草一木都对我们有恩情！

"感恩"是一种认同。这种认同应该是从我们的心灵里的一种认同。我们生活在大自然里，大自然给予我们的恩赐太多。没有大自然谁也活不下去，这是最简单的道理。对太阳的"感恩"，那是对温暖的领悟。对蓝天的"感恩"，那是我们对蓝得一无所有的纯净的一种认可。对草原的"感恩"，那是我们对"野火烧不尽，春风吹又生"的叹服。对大海的"感恩"，那是我们对兼收并蓄的一种倾听。

"感恩"是一种回报。我们从母亲的子宫里走出，而后母亲用乳汁将我们哺育。而更伟大的是母亲从不希望她得到什么。就像太阳每天都会把她的温暖给予我们，从不要求回报，但是我们必须明白"感恩"。"感恩"是一种钦佩。这种钦佩应该是从我们血管里喷涌出的一种钦佩。"感恩"之心，就是对世间所有人所有事物给予自己的帮助表示感激，铭记在心。

"感恩"之心，就是我们每个人生活中不可或缺的阳光雨露，一刻也不能少。无论你是何等的尊贵，或是怎样地看待卑微；无论你生活在何地何处，或是你有着怎样特别的生活经历，只要你胸中常常怀着一颗感恩的心，随之而来的，就必然会不断地涌动着诸如温暖、自信、坚定、善良等等这些美好的处世品格。自然而然地，你的生活中便有了一处处动人的风景。

"感恩"是一种对恩惠心存感激的表示，是每一位不忘他人恩情的人萦绕心间的情感。学会感恩，是为了擦亮蒙尘的心灵而不致麻木，学会感恩，是为了将无以为报的点滴付出铭刻于心。譬如感恩于为我们的成长付出毕生心血的父母双亲。

　　"感恩"是一种处世哲学,是生活中的大智慧。感恩可以消解内心所有积怨,感恩可以涤荡世间一切尘埃。人生在世,不可能一帆风顺,种种失败、无奈都需要我们勇敢地面对、豁达地处理。

　　"感恩"是一种生活态度,是一种品德,是一片肺腑之言。如果人与人之间缺乏感恩之心,必然会导致人际关系的冷淡,所以,每个人都应该学会"感恩",这对于现在的孩子来说尤其重要。因为,现在的孩子都是家庭的中心,他们只知有自己,不知爱别人。所以,要让他们学会"感恩",其实就是让他们学会懂得尊重他人。对他人的帮助时时怀有感激之心,感恩教育让孩子知道每个人都在享受着别人通过付出给自己带来的快乐的生活。当孩子们感谢他人的善行时,第一反应常常是今后自己也应该这样做,这就给孩子一种行为上的暗示,让他们从小知道爱别人、帮助别人。

　　"感恩"是一个人与生俱来的本性,是一个人不可磨灭的良知,也是现代社会成功人士健康性格的表现,一个人连感恩都不知晓的人必定拥有一颗冷酷绝情的心。在人生的道路上,随时都会产生令人动容的感恩之事。且不说家庭中的,就是日常生活中、工作中、学习中所遇之事所遇之人给予的点点滴滴的关心与帮助,都值得我们用心去记恩,铭记那无私的人性之美和不图回报的惠助之恩。感恩不仅仅是为了报恩,因为有些恩泽是我们无法回报的,有些恩情更不是等量回报就能一笔还清的,唯有用纯真的心灵去感动去铭刻去永记,才能真正对得起给你恩惠的人。

101

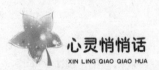

心灵悄悄话
XIN LING QIAO QIAO HUA

第六篇　放飞快乐的心情

　　常怀感恩之心,我们便会更加感激和怀想那些有恩于我们却不言回报的每一个人。正是因为他们的存在,我们才有了今天的幸福和喜悦。常怀感恩之心,便会以给予别人更多的帮助和鼓励为最大的快乐,便能对落难或者绝处求生的人们爱心融融的伸出援助之手,而且不求回报。常怀感恩之心,对别人对环境就会少一分挑剔,多一分欣赏。

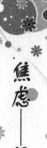
快乐来自淡泊

淡泊是一种志向。"非宁静无以致远,非淡泊无以明志",这是脍炙人口的警句。正所谓人生无常,在一个人的生命旅途中,必然会遇到各种各样的事,也会经历各种各样的挫折。在遭遇这些突如其来的磨难和挫折时,就特别需要淡泊,从而静下心来,坦然面对,继续朝着自己的人生目标奋勇前行。否则,当"山雨欲来风满楼"时,你必然张皇失措;当置身于凄风苦雨时,你就不可能想象得到雨后美丽的彩虹。你能有的,只能是郁闷的心情,乃至于万念俱灰的痛苦。

淡泊是一种人生态度。

人生百态,迥然不同,或浓墨重彩,大起大落,或清风细雨,夕阳远山。无论哪种人生,也自有其不同的心境。在这时,如果能做到拿得起,放得下,有所为有所不为,不悲天悯人,不哀叹堕落;能做到威武不能屈,贫贱不能移,随时注意从身边每一件小事中发现美丽,就一定会更加热爱生活,从而让自己始终保持一种超然的洒脱。

淡泊是一种修养。

淡泊没有模式,讲究的是恬淡寡欲,不追求名利,讲究的是心境的平和,而不是清高孤傲、麻木冷漠甚至玩世不恭。但是这种平和,却是胸中长期内敛的韵味,凝聚了人的素质,能让你自然、洒脱、从容。无论你身处什么位子,无论你走到哪里,都能做到不倨不傲,不争不贪,不卑不亢,在属于自己的天地里信马由缰,从从容容地为自己、为自己所爱的人、为爱自己的人去营造一份浪漫、一份温馨和一份幸福。

然而,要真正做到淡泊却不是一件容易的事。陶渊明"采菊东篱下,悠然见南山"是醉心的淡泊,范仲淹的"不以物喜,不以己悲",更是一种超然的淡泊,而这种淡泊都是他们在经历坎坷宦途后的无奈,即使在他们写出这些美丽的诗句时,他们也未必超然淡泊,也还在"先天下之忧而忧"。所以淡泊对于他们，不过是一种向往和追求。历史名人尚且如此，何况我们。所以，现实中的我们无须刻意去追求淡泊，只要把握好自己的心态，于俯仰之间，想想人生如花草枯荣无常，生命如流星般短暂。生命不能选择，但生命存在发展的方式可以选择。要珍重自己的生命，走自己的路，过自己的日子，随遇而安，也许心灵反而可以因此而得到净化，从而获得一份宁静、一份淡泊。

心灵悄悄话
XIN LING QIAO QIAO HUA

　　不忧淡泊的生活，并能以淡泊的态度对待生活中的繁华和诱惑，让自己的灵魂安然入梦，这样的人，会像云朵一样的轻松湖泊一样的宁静。

第六篇　放飞快乐的心情

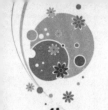
快乐，触手可及

对于一个人来说，快乐地活着就是成功的人生，所以谁都会渴望自己能够更多的拥有快乐，然而快乐却似乎不是人人都能拥有的，于是有的人开始怨天尤人，怪上天不偏爱自己，怪命运多舛，抱怨事业不顺、同事不和……其实这些都不是不快乐的决定因素，真正决定快乐与否的只是自己！

乐其实是一种心境，一种触手可及的精神状态。快乐发自我们内心，我们可以随时创造一种"我很快乐"的心境，大多数人要多快乐，就会有多快乐。如何才能获得快乐呢？

微笑：如果自己的情绪一直处于低落的状态，例如肩膀下垂、走起路来双腿仿佛有千斤重似的，那么就真会觉得情绪很差。

要是一脸哭相，就更没有人愿意理睬。那么要怎样改变呢？

很简单，只要深吸口气，抬起头来挺起胸，脸上露出微笑，并摆出生龙活虎的架势就行了。

微笑和打哈欠同样会传染的，如果真诚地对一个人展颜而笑，他实在无法对你生气。

放松：快乐的人总是这样对自己说：我觉得快乐，我会在各方面干得越来越好，我会越来越快乐。反复地对自己说一些话，如"我很放松""我很平静"等等，时间久了这些话就会进入你的潜意识中。

忆趣：现在，我们一起来尝试一下幻想愉快的心理图像。

首先，放松下巴，抬起脸颊，张开嘴唇，向上翘起嘴角，对自己说"忆些趣事"。

其次，把快乐图像化，像一部电视片一样对自己播放，这就是愉快的心理图像法。

大声讲话：受压抑的人说话声音明显地细小，表现得自信心不足，一点也不快乐。所以要尽量提高音量，但不必对别人大声喊叫。只要有意识地使声音比平时稍大就行。

抬头挺胸:仔细观察就会发现,那些遭受打击、被别人排斥的人走路都很拖拉很懒散,显得很邋遢,完全没有自信。

另一种人则表现出超凡的信心,他们走起路来比一般人要快。抬头挺胸走快一点,就会感到快乐滋长。

利用自己的优点:有人告诉你:"你在电话里很会说话。"你认为这没什么了不起。然而要知道,有许多人都觉得这么做非常困难,因此这的确是你值得骄傲的优点。

快乐的来源是发现并利用你的真正的优点,这使你的自我意识变得更加美好,你也就愈快乐。

感恩:你若能学会心怀感激,就会减少很多愤怒。只有心怀感激,才会真正快乐起来;若一个人就只有怨怼,他的心情自然好不起来。一句话说得好:思之而存感谢。感恩的心会开创快乐的奇迹。

当然上面说的这些一下子做到是不可能的,可以慢慢来,那是应该能做到的。

因为能够决定是否快乐的就是自己的心态,调整好了心态,选择了快乐,自然就拥有了快乐! 相信每个人都希望最终能够找到属于自己的快乐。

曾有一位少年问一位智者:"我怎样才能变成一个自己愉快也能带给别人快乐的人?"

智者送少年四句话:

把自己当成别人,把别人当成自己,把别人当成别人,把自己当成自己。

少年依智者之言走过他的人生历程之后,也成了一位智者。他是一个愉快的人,也给每个见过他的人带来快乐。

智者的四句箴言好比一帖快乐处方——把自己当成别人。受到挫折、屈辱时,把自己当成别人,便能置身事外,不快自然减轻。功成名就、取得成绩时,把自己当成别人,就不至于得意忘形,让胜利冲昏头脑。把别人当成自己。与人交往,遇事设身处地为别人着想,这事碰到自己头上,我会怎样想,该怎么办? 对别人多点同情心,多给点帮助。把别人当成别人。做人不要自以为是,要学会尊重别人,任何时候都不应怠慢别人,不能强求别人怎

第六篇 放飞快乐的心情

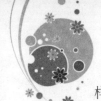

样做，怎样做是别人的自由，你无权干涉。把自己当成自己。任何人都有自己的独立性、个性，你就是你自己，不是别人，但有时你又是别人。把自己当成自己时，就得承担起自己的责任。把自己当成别人时，就得站在别人的角度看自己，这样就不至于自我封闭，作茧自缚。

心灵悄悄话
XIN LING QIAO QIAO HUA

　　快乐的人之所以永远快乐，并不是因为他的生活特别平顺，而是因为他能以坦然愉快的心情去看待人生的一切。快乐的人对于人生采取了一种看风景的姿态，自在从容。悲哀的人对于人生采取了一种长跑比赛的姿势，执着因而劳碌。

第七篇　保持一颗平常心

　　人,平平淡淡而来,也应平平淡淡而去。人生如一条淙淙流淌的长河,既有平静也有波澜壮阔的时候,既有峰峦叠嶂时一泻千里的壮美,也有走过一马平川时迂回柔情的安详。拥有一颗平常的心是正常生活的人的平常之举,拥有一颗平常的心才能学会满足,学会放弃,学会淡泊,才能理解别人,善待自己,享受生活。

　　完美是一座心中的宝塔,你可以在内心中向往它、塑造它、赞美它,但你切切不可把它当作一种现实存在,这样只会使你陷入无法自拔的矛盾之中。

人生需要磨炼

人生就是一个生命存在的过程。在这个过程中,我们会由面对种种磨炼、种种困难、种种酸甜苦辣,由自己细细体味,正所谓"醉过方知酒浓,爱过方知情重"。在生命过程中我们要努力的磨炼自己,使自己强大、强壮、优秀。

传说在辽阔无垠的草原上,生活着一种叫雕的猛禽类鸟,它们的速度之快、动作之敏,堪称大自然杰作,被它发现的猎物,一般都很难逃脱它们的捕捉。

在猛禽类里,飞得最快的、攻击最凶狠、最凌厉的就是这种雕。当猎杀结束后,其他猛禽类还逍遥自在享受自然的时候,它们却以快速疾飞的状态,练习飞行,它们不断地在狂风中搏击,在雷电中穿越,在黑暗中穿行,在逆风中前进。因此它们可以从射手的弓箭中准确逃脱,可以从猎枪的子弹旁擦肩而过,对于这种艰难的训练,其他猛禽类无法理解,但是雕从小就在这种境况中磨炼自己。

当幼雕出生后不久,就经受了母亲魔鬼般的残酷训练。母雕会把幼雕带到高处或悬崖上,然后把它推下去。幼雕为了不被摔死而奋力舞动翅膀,终于,它们自然地学会了飞翔。关键的是——之后还有最艰难的考验,母雕还会折断它们翅膀的骨骼,然后再次从高处推下……

原来,母雕"残忍"地折断幼雕的翅膀骨骼,是决定幼雕未来能否在天空中飞翔的关键所在。雕的翅膀骨骼的再生能力很强,只要在被折断后、仍能忍着剧痛不停地振动翅膀、努力飞翔,使翅膀不断充血,不久便能痊愈,而痊愈后翅膀则似凤凰涅槃一样重生,将更加强健有力。

雕的生命长达七八十岁,与人类寿命相差无几。在生命的旅途上,四十岁时还有一次生死抉择。因为到了中年,雕的爪子开始老化,无法有效地抓住猎物。它们的嘴变得又长又弯,严重的阻碍它的咬合力。由于它们的羽毛长得又浓又厚,翅膀变得十分沉重,使得飞翔十分吃力。这时它们要第二次凤凰涅槃。首先它们要把弯如镰刀的嘴向岩石撞去,直到老化的嘴巴连皮带肉从头上掉下来,然后静静地等候新的嘴长出来。之后它们以新嘴当钳子,一个一个把趾甲从脚趾上拔下来。等新的趾甲长出来后,它们把旧的羽毛都薅下来,5个月后新的羽毛长出来了,雕就开始再次飞翔。

雕的一生是向自然抗争,向自身挑战,向长空翱翔,俯视大地的痛苦而骄傲的过程,在一次又一次成功中、在年复一年、日复一日地磨炼中,它们成长为天空中的强者。

生命路上的一切困难都是被包装过的礼物,表面坎坎坷坷,挫挫折折,但谁能打开它,就会发现里面蕴藏着巨大的财富,那是我们与生俱来的生命力量和才能。

当我们烦闷或忧伤的时候,特别是想哭的时候,就可以哭,可以放声大哭,但是,哭过之后,必须振作起来,给人以微笑。我们应该明白,"哭"与"笑"一字之差。为什么不选择笑呢?只有把伤心和痛楚藏在笑容的背后,才能让我们的亲人放心,才能让我们身边的人看着舒服,自己也才能感觉舒畅些。当我们心情平静地把一些事情想开了,就会觉得,世事难料的人生,无论如何,不管怎样,再大再难的事情过后,今后的生活还要继续,只要本着平常的、平和的、平静的、平衡的心态,就会重新找到生活的真谛,就会平淡地过好自己今后的每一天。每个生命都有无数种活法,每时每刻都面临着无数种选择。假如你选择了行动就放弃借口;选择了勤奋就放弃平庸;选择了感恩就放弃抱怨;选择担当就放弃软弱。生命因磨炼而美丽,人生因磨炼而优秀。

心灵悄悄话
XIN LING QIAO QIAO HUA

生活中的许多事情,是需要亲身经历、亲身体验,才会有切肤之感的。生活中,你经历了心伤的磨难,又经过长时间的磨炼和磨砺,你就会明白许多,就会懂得许多。

世上没有不劳而获的东西

从前，有一位爱民如子的国王，在他的英明领导下，人民丰衣足食，安居乐业。深谋远虑的国王却担心当他死后，人民是不是也能像现在这样过着幸福的日子。

于是他召集了国内的有识之士，命令他们找寻一个能确保人民生活幸福的永世法则。

一个月后，三位学者把三本六寸厚的帛书呈给国王说："国王陛下，天下的知识都汇集在这三本书内，只要人民读完它，就能确保他们的生活无忧。"

国王不以为然，因为他认为人民不会花那么多时间来看书。所以他再命令这些学者继续钻研。

两个月内，学者们把三本书简化成一本。国王还是不满意。一个月后，学者们把一张纸呈上给国王。国王看后非常满意地说："很好，只要我的人民日后都真正有奉行这宝贵的智慧，我相信他们一定能过上富裕幸福的生活。"说完后便重重地奖赏了学者们。原来这张纸上只写了一句话：天下没有不劳而获的东西。

大多数的人都想快速发达，但是却不明白做一切事都必须老老实实地努力才能有所成就。只要还存有一点取巧、碰运气的心态，你就很难全力以赴。不要梦想中彩票，或把时间花在赌桌上。这些一夜之间发达的梦想，都是人们努力的绊脚石。

还有这样一个故事：自从传言有人在萨文河畔散步时无意间发现金子后，这里便常有来自四面八方的淘金者。他们都想成为富翁，于是寻遍了整个河床，还在河床上挖出很多大坑，希望借助它找到更多的金子。的确，有一些人找到了，但更多的人却一无所得，只好扫兴而归。也有不甘心落空的，便驻扎在这里，继续寻找。彼得·弗雷特就是其中的一员。他在河床附近买了一块没人要的土地，一个人默默地工作。他为了找金子，已把所有的钱都押在这块土地上。他埋头苦干了几个月，直到土地全变成坑坑洼洼，他失望了——他翻遍了整块土地，但连一丁点金子都没看见。六个月以后，他连买面包的钱都没有了。于是他准备离开这儿到别处去谋生。就在他即将离开的前一个晚上，天下起了倾盆大雨，并且一下就是三天三夜。雨终于停了，彼得走出小木屋，发现眼前的土地看上去好像和以前不一样：坑坑洼洼已被大水冲刷平整，松软的土地上长出一层绿茸茸的小草。"这里没找到金子，"彼得忽有所悟地说，"但这土地很肥沃，我可以用来种花，并且拿到镇上去卖给那些富人。他们一定会买些花装扮他们的家园。如果真是这样的话，那么我一定会赚许多钱，有朝一日我也会成为富人……"彼得仿佛看到了将来，美美地说："对，不走了，我就种花！"于是，他留了下来。彼得花了不少精力培育花苗，不久田地里长满了美丽娇艳的各色鲜花。他拿到镇上去卖，那些富人一个劲儿地称赞："瞧，多美的花，我们从没见过这么美丽的花！"他们很乐意付少量的钱来买彼得的花，以便使他们的家变得更富丽堂皇。五年后，彼得终于实现了他的梦想——成了一个富翁。

只有勤劳才能采集到真正的"金子"，用你的劳动去获得你想要的，比幻想你想得到的更重要。认为怠惰是一种幸福、勤劳是一种惩罚的想法是一种奇妙的错误，而且是有害的错误。对于饱食终日无所事事的人，我们必须让他们醒悟，让他们接受下面的想法：人生幸福的必要条件并非怠惰而是勤劳。人是不能不劳动的。幸福的不可置疑的条件是劳动，第一必须是由自己来进行的自由的劳动，第二必须是能增进我们的食欲和给予我们深沉睡眠的肉体劳动。劳动是人所欲求的，当它被剥夺的时候，人便会引起苦恼。但劳动并不是道德，若把劳动当作功绩或道德，就和把吃东西当作功绩或道德一样奇怪。事实上，劳动本身便足以给我们带来愉快与满足。

天下没有不劳而获的东西，不仅仅限于像故事中所描述的由厚厚的三本书提炼成这样简单的一句话，但这句普普通通的话语却真的富有哲理。经常听到抱怨学习这么累，条件这么艰苦的言语。其实，他们怎么没有想想自己的付出对得起自己的回报吗？世界上的许多人都各不相同，但人的心却有惊人的相似。为什么人人都想不劳而获，或者少劳多获呢？为什么人们总是站在这山看那山高,站在那山却又看到这山高呢?时间老人对于我们每个人都是公平的。她不会为富有者多一些生命的光阴,也不会随意关注贫困者的日子。只要我们真心付出,该属于我们的终究会属于我们的。对于那些耍小聪明、得过且过的人,上天终究会惩罚他们的。

心灵悄悄话
XIN LING QIAO QIAO HUA

　　收获大,再艰苦的工作也会变得惬意。收获可以使人忘却不快的往事,对前景充满信心。从失败的经验中吸取教训,因而获得最宝贵的经验,这亦是工作——即劳动带来的一种收获。没有付出,便没有收获。世上收获最多的人,往往是付出最多的人。记住:天下没有不劳而获的东西!

第七篇　保持一颗平常心

跌倒了再爬起来

有一个年轻人行走在雨中，路面非常泥泞，便在途中跌倒了。他爬起来继续行走，可不久又跌倒了。如此几次，他终于趴在地上不再起来，还自言自语道："反正爬起还会跌倒，不如趴在地上就算了。"

人生，不可能一帆风顺，总会有些磕磕碰碰。遇到了困难挫折而摔倒，虽然很痛，不过没事！只要在原地爬起，继续向前，那样，你还是一个不屈不挠的志士！还是会有成功的希望。

让我们来看看一个人的简历。

1818 年(9 岁)，母亲去世。

1831 年(22 岁)，经商失败。

1832 年(23 岁)，竞选州议员落选。

同年(23 岁)，工作丢了。想就读法学院，但未获入学资格。

1833 年(24 岁)，向朋友借钱经商。

同年同底(24 岁)，再次破产。接下来，他花了 16 年的时间才把债还清。

1834 年(25 岁)，再次竞选州议员，这次他赢了。

1835 年(26 岁)，订婚后即将结婚时，未婚妻死了。

1836 年(27 岁)，精神完全崩溃，卧病在床六个月。

1838 年(29 岁)，争取成为州议员的发言人——没有成功。

1840 年(31 岁)，争取成为选举人——落选了。

1843 年(34 岁)，参加国会大选——又落选了。

1846 年(37 岁)，再次参加国会大选——这回当选了。

1849 年(39 岁)，追求国会议员连任，失败。

1854 年(45 岁)，竞选美国参议员，落选。

1856 年(47 岁)，在共和党内争取副总统的提名——得票不足 100 张。

1860 年（51 岁），当选美国第 16 届总统，成为历史上最伟大的总统之一。

这个人就是林肯。

生下来就一无所有的林肯，终其一生都在不断地跌倒，他也曾经绝望至极，但他还是一次次地爬起来。林肯在竞选参议员落败后曾说过这样一句话："此路艰辛而泥泞。我一只脚滑了一下，另一只脚也因而站不稳；但我缓口气，告诉自己，这只不过滑了一跤，并不是死去而爬不起来。"

我们大部分人的一生都不会一帆风顺，难免会遭受挫折和不幸。但是，成功者和失败者非常重要一个区别就是，失败者总是把挫折当成失败，从而使每次挫折都能深深打击他追求胜利的勇气；成功者则在一次又一次挫折面前，总是对自己说："跌倒了，就再爬起来！"一个暂时失利的人，如果继续努力，打算赢回来，那么他今天的失利，就不算是真正的失败，相反，如果，他失去了再次战斗的勇气，那就是真的输了！

成功，是人们梦寐以求的东西，人人都希望自己爱情成功事业成功学业成功，于是人们就会去追寻这成功留下的线索。而在找成功的过程中，难免会有让你跌倒的事情，而成功人士会让你爬起来，而我，会让你躺一会儿。其实，真正的成功并不是克服失败，而是爱上失败，在每一刻都觉得幸福的存在，我们站着，有一番景象，但是躺着，并不是什么都看不到，而是有另一番景象。

不要嫉妒成功的人，因为我们与生俱来就是一个成功的人，如果没有跌倒过的人，是永远不会懂得行走的。而这些跌倒过的人，不是在跌倒中找到属于自己的快乐和成功，他们也不会爬起来的。

香港明星曾志伟在一次登台表演时，面对着观众的掌声，他不小心跌倒了。这时，观众席上哗声一片，但他马上站起来并脸带微笑地说："我为观众的掌声所倾倒！"当他说完这句话时，他再一次跌倒在台上。在这种情况下，一些不怀好意的人等着看这位香港明星的笑话，但是曾志伟的表现却令这些不怀好意的人吃了一惊，他跌倒后，没有丝毫的犹豫，迅速站起来大声对着观众说："我再次为观众的掌声所倾倒！"

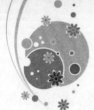

这是一则很让人颇有感触的故事,因为在平常生活中,如果有些人跌到了,那他肯定会觉得很难堪,接着脸红红的走出人们嘲笑的包围圈。

为什么大家同样是人,然而应对跌倒的方法却会有这么大的区别呢?那是因为我们不敢勇敢地面对嘲讽,不敢勇敢地将跌倒的心态端正!

其实,在人生道路上也是一样的,就算跌倒了,也要勇敢地站起来,做一个永不服输的自己。因为人的一生本来就是由无数个跌跌撞撞组成的,况且我们是一种有思想的动物,我们有勇敢地正视跌倒的勇气,我们有勇敢地战胜跌倒的力量!所以我们应当感谢别人的嘲讽,如果没有他们的嘲讽,那我们的印象就不会如此的深刻;如果没有他们的嘲讽,那我们就不会将这次的跌倒当成是一次失败的教训;如果没有他们的嘲讽,那我们就不会品味到如此多彩的人生。

最后,送给大家一句话:就算跌倒了,也要豪迈的笑!

心灵悄悄话
XIN LING QIAO QIAO HUA

生活不是用来妥协的,你退缩得越多,能让你喘息的空间就越有限;日子不是用来将就的,你表现得越卑微,一些幸福的东西就会离你越远。在有些事中,无须把自己摆得太低,属于自己的,都要积极地争取;在有些人前,不必一而再地容忍,不能让别人践踏你的底线。只有挺直了腰板,世界给你的回馈才会多点。

不要因为错过而惋惜

人生可能会有很多的机遇,可是并不是每一个机遇都可以抓住,有的机遇来临时我们根本没有丝毫的准备,只能措手不及地看着它溜走,而有的机遇降临时悄无声息的,我们根本没有意识到它的到来,当反应过来时它早已无影无踪!

当看着别人利用我们拱手相让的机会或者左右逢源春风得意的时候,不免有点不痛快! 可是既然当初选择了放弃与礼让,那么就不要后悔与惋惜,做了好人就不要叹息自己一无所获,就不要嫉妒别人的鲜花与掌声,一声真诚的祝福或许更容易化解心中的遗憾!

而我们人生中所遇到的某些人也一样,擦肩而过时没有发现他,或者不能给他一席之地。当他走远了,才发现他的好,可是望着他的背影叹息也没有用,因为人与人之间的缘分就这么多,错过了就不会再回来。

是的! 机遇错过了就不要惋惜与遗憾,所谓"吃一堑,长一智。"失去过机遇才能知道"机遇永远只青睐有准备、勇敢、当仁不让的人。"

十几岁的桑德斯经常为很多事情发愁。他常常为自己犯过的错误自怨自艾;交完考卷以后,常常会半夜里睡不着,害怕没有考及格。他总是想那些做错的事,希望当初没有那样做;总是回想那些说过的话,后悔当初没有将话说得更好。

一天早上,全班到了科学实验室。老师保罗·布兰德威尔博士把一瓶牛奶放在桌子边上。大家都坐了下来,望着那瓶牛奶,不知道它和这堂生理卫生课有什么关系。

过了一会儿,保罗·布兰德威尔博士突然站了起来,一巴掌把那牛奶瓶打碎在水槽里,同时大声叫道:"不要为打翻的牛奶而哭泣。"

然后他叫所有的人都到水槽旁边,好好地看看那瓶打翻的牛奶。

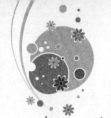

"好好地看一看，"他对大家说，"我希望大家能一辈子记住这一课，这瓶牛奶已经没有了——你们可以看到它都漏光了，无论你怎么着急，怎么抱怨，都没有办法再捞回一滴。只要先用一点思想，先加以预防，那瓶牛奶就可以保住。可是现在已经太迟了，我们现在所能做到的，只是把它忘掉，丢开这件事情，去注意下一件事。"

在人生的道路上，一旦发生了无可挽回的事情，光惋惜是没有用的。

确实，能够勇敢地面对突然而至的厄运，可以反映出一个人的处世智慧和良好的心态。

能够接受无法抗拒的灾难，就会有勇气和力量走过生命的冬季。毫无疑问，超凡脱俗的乐观心态，正是爱迪生在事业上迈向成功的奥秘。

是呀，杯子既然已经打碎，又何必为此悲悲戚戚？实验室既然已经烧毁，又何必作那些无谓的叹息？只要我们拥有一种乐观的心态，始终保持积极向上的生活态度，那么，在我们的人生中，牛奶一定还会再有，事业也一定会再继续。

心灵悄悄话
XIN LING QIAO QIAO HUA

　　时间是往前走的，钟不可能倒着转，所以一切事只要过去，就再也不能回头。这世界上即使看来像回头的事，也都是面对着完成的。我们可以转身，但是不必回头，即使有一天，你发现自己走错了，你也应该转身，大步朝着对的方向去，而不是回头怨自己错了。记住！人生路，是不能回头的！

没有百分百的完美

奥尼尔是一名喜欢自助旅游的学生。一次，他驾车去五大湖游玩时遇到了一件奇妙的事。他说他遇到一个十分奇怪的老人。这老人一看便知是来自远地的旅人，他背着一个破旧不堪的包袱，他的脸上布满了风霜，他的鞋子因为长期的行走，破了好几个洞。

老人的外表虽然狼狈，却有着一双炯炯有神的眼睛，不论是行走或躺卧，他总是仔细而专注地观察着来来往往的人。

老人的外貌与双眼组合成了一个极不统一的画面，吸引了所有人的目光，人们窃窃私语：这不是普通的旅人，他一定是一个特殊的寻找者。

但是，老人到底在寻找什么呢？

一些好奇的年轻人忍不住问他："您究竟在寻找什么呢？"

老人说："我像你们这个年纪的时候，就发誓要寻找到一个完美的女人，娶她为妻。于是我从自己的家乡开始寻找，一个城市又一个城市，一个村落又一个村落，但一直到现在都没有找到一个完美的女人。"

"您找了多长时间呢？"一个年轻人问道。

"找了六十多年了。"老人说。

"难道六十多年来都没有找到过完美的女人吗？会不会这个世界上根本就没有完美的女人呢？那您不是找到死也找不到吗？"

"有的！这个世界上真的有完美的女人，我在三十年前曾经找到过。"老人斩钉截铁地说。

"那么，您为什么不娶她为妻呢？"

"在三十年前的一个清晨，我真的遇到了一个最完美的女人，她的身上散发出的非凡的光彩，就好像仙女下凡一般，她温柔而善解人意，她细腻而体贴，她善良而纯净，她天真而庄严，她……"

老人边说，边陷进深深的回忆里。

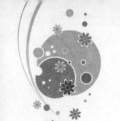

年轻人更着急了："那么，您为何不娶她为妻呢？"

老人忧伤地流下眼泪："我立刻就向她求婚了，但是她不肯嫁给我。"

"为什么？"

"因为，因为她也在寻找这个世界上最完美的男人！"

生活中许多人就像这位老人一样，终身都在寻找一位最完美的伴侣，寻找一份完美的工作，寻找一种完美的生活，然后日子就在这种寻找中如白驹过隙般流走了，与其追求不能实现的美丽，不如把握眼下的幸福。

追求完美是人类正常的渴求，也是人类最大的悲哀，因为现实生活中"完美"这个字眼的诞生原本就伴有缺憾。世界上本无完美之事物，如果你一味地将追求完美的茧一层一层地套在身上，那么你最终也会死在这重重的包裹之中，"完美"实在是生命中没有必要一定要承载的重量。完美是一座心中的宝塔，你可以在内心中向往它、塑造它、赞美它，但你切切不可把它当作一种现实存在，这样只会使你陷入无法自拔的矛盾之中。

所以，人生旅途中，你永远不要背负"完美"的包袱上路，否则你将永远陷入无法自拔的矛盾之中，最后也只能在哀叹中终老而亡。

月有阴晴圆缺，人有旦夕祸福。凡事我们不可能总让她如你所愿，我们可以追求完美，并尽力去实现她，更多的也要保留一份欣赏的心情：满月晴星固然"朗"得可爱，月残星稀却又是一种别样的美——朦胧，更引人无限的遐思。当我们全力追求的到头来不过是水中月、镜中花，难免会有几分惆怅，可当我们以欣赏的心情回头看看走过的路，就会发现，甚至会有许许多多意想不到的收获——虽然那不是我们所追求的完美，至少却拥有了那一段追求的历程。这一段追求的历程无论其结果是成功或是失败都是一笔宝贵的财富，因为唯有这才是生活的真正内容。

人不能没有追求，而追求，更看重的应在其过程，而不在其结果。对于所追求的目标，实现了，固然有成功的喜悦，却也没有理由得意忘形，没有实现呢，也没有必要嗟叹不止，毕竟我们尽力了，只要我们还继续为实现我们的目标而努力奋斗，相信在不远的将来我们终将如愿以偿。正所谓：得意不忘形，失意不失志。成功是风景，失败也并不煞风景。事实上，成功和失败却有一比：快车和慢车，快车早开能早见好风景，而慢车却能够见到沿途更多更丰富的风景。

事实上，完美作为追求的一种结果——理想的我们期望的结果，其意义在于树立一个目标，以鞭策、促进、调整我们的追求过程——这一生活的真谛，它不能超越追求过程而存在。我们不能因为担心这一完美目标能否实现而放弃了追求过程本身，而只需将这一完美目标作为动力去推动追求过程。至于其能否实现，我们又何必在意呢？毕竟，追求在于过程而不在结果。况且，只要尽心了，努力了，相信一分辛勤一分收获，终会得到公平的回报的。

有一次孔雀在主神朱庇特面前抱怨道："你把我创造得如此美丽，把我的羽毛装饰得这样美妙，从脖子到背脊如花似锦；我的尾巴五彩缤纷，熠熠生辉；我的脑袋上还缀着精致的王冠。美中不足的是，哦，主神，你曾答应我的那个声音，我至今还不曾拥有。对此，所有的鸟儿都瞧不起我；他们讥笑我这沙哑的嗓门。你对待夜莺比对待我和其他鸟儿要好，你给了她一个悦耳动听的嗓子。她每每在夜晚用她那嘹亮的嗓音取悦于人，您想想，这夜莺怎么会不被诗人歌颂呢？哦，我的歌压根儿就不能同夜莺相比，这让我多么伤心哟。"这时主神说道："你自己不是说，你有一身美丽的羽毛吗？我为每一个创造物都提供了一个天赋。夜莺的嗓门的确不错，能唱美妙动听的歌，可是她的羽毛却是灰不溜秋的，非常不起眼；然而，她却非常满足。因此，你对自己这身华丽的羽毛，还是知足了吧，别再去计较夜莺的歌喉了！"

上帝给予每个人应有的天赋，所以，谁也别去羡慕上帝给予别人的才能。

心灵悄悄话
XIN LING QIAO QIAO HUA

任何值得做的事不需要一开始就做得完美无缺；在少数事情上追求卓越，不必事事都有好的表现；不要追求完美的分析，只需要有效地分析。

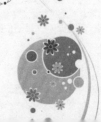

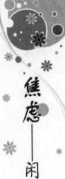
坚持自己的希望

俗话说："世上无难事，只怕有心人。"世界上很难办到的事情，只要人们用心去做，总是有可能成功的。也就是坚持就是胜利。不论做什么事，如不坚持到底，半途而废，那么再简单的事也只能功亏一篑；相反，只要抱着锲而不舍、持之以恒的精神，再难办的事情也会迎刃而解。当然，并不是所有的坚持都会取得胜利。

笋儿在春的召唤下努力的冲破层层泥土的阻挠，最终成就了生命的绿；溪流在海的呼声中坚强的绕过千山万水的阻隔，最终成就了大海的魂；细砂在贝的招引下执着的包裹在贝分泌的白色黏液中，最终呈现珍珠的韵。因为笋儿、溪流、细砂都知道这么一个道理：坚持的昨天叫立足；坚持的今天叫进取；坚持的明天叫成功。

有一个叫布罗迪的英国教师，在整理阁楼上的旧物时，发现了一沓作文本。作文本上是一个幼儿园的31位孩子在50年前写的作文，题目叫《未来我是……》。

布罗迪随手翻了几本，很快便被孩子们千奇百怪的自我设计迷住了。比如，有个叫彼得的小家伙说自己是未来的海军大臣，因为有一次他在海里游泳，喝了三升海水而没被淹死；还有一个说，自己将来必定是法国总统，因为他能背出25个法国城市的名字；最让人称奇的是一个叫戴维的盲童，他认为，将来他肯定是英国内阁大臣，因为英国至今还没有一个盲人进入内阁。总之，31个孩子都在作文中描绘了自己的未来。

布罗迪读着这些作文，突然有一种冲动：何不把这些作文本重新发到他们手中，让他们看看现在的自己是否实现了50年前的梦想。

当地一家报纸得知他的这一想法后，为他刊登了一则启事。没几天，书信便向布罗迪飞来。其中有商人、学者及政府官员，更多的是没有身份的人。他们都很想知道自己儿时的梦想，并希望得到那作文本。布罗迪按地址一一给寄了去。一年后，布罗迪手里只剩下戴维的作文本没人索要。他想，这人也许死了，毕竟50年了，50年间是什么事都可能发生的。

就在布罗迪准备把这本子送给一家私人收藏馆时，他收到了英国内阁教育大臣布伦克特的一封信。信中说："那个叫戴维的人就是我，感谢您还为我保存着儿时的梦想。不过我已不需要那本子了，因为从那时起，那个梦想就一直在我脑子里，从未放弃过。五十年过去了，我已经实现了那个梦想。今天，我想通过这封信告诉其他30位同学：只要不让年轻时美丽的梦想随岁月飘逝，成功总有一天会出现在你眼前。"

布伦克特的这封信后来被发表在《太阳报》上。他作为英国第一位盲人大臣，用自己的行动证明了一个真理。假如谁能把三岁时想当总统的愿望执着地努力奋斗五十年，那么他现在一定已经是总统了。

当年迪斯尼为了实现建立"地球最欢乐之地"的美梦，四处向银行融资，可是被拒绝了302次之多，每家银行都认为他的想法怪异。其实并不然，他有远见，尤其是决心实现梦想。今天，每年都有上百万游客享受到前所未有的"迪斯尼欢乐"，这全都出于一个人的决心——这就是坚持梦想的人生。

类似的故事还有很多很多。无一例外，它们都告诉我们：要完成既定的梦想就必须坚持，坚持，再坚持。没有锲而不舍坚持到底的精神，就很难收获成功。万事贵在坚持。一个人具备了坚强的意志、耐心和恒心，他就取得了成功。世界上没有不劳而获的事情，只要你努力、坚持不懈地去做，奇迹就会在你身边绽放光彩，成功将会来到你身边，献给你缤纷的彩虹！

心灵悄悄话
XIN LING QIAO QIAO HUA

一个人尽最大努力，获得他能力范围之内的最大限度地成功，他就是成功的人。

第七篇　保持一颗平常心

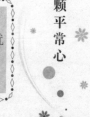

第八篇　分享你的快乐

　　有这样一句名言:快乐就像香水,洒在别人身上,自己身上总会沾一点。

　　快乐是上天赐给人类最美妙的情绪,它犹如春风吹散人们心灵上的阴影,将最美的笑脸给那些善于发现它的人。

　　快乐是相互的,人与人的情绪很多时候是相通的。快乐犹如一条心灵的丝带联结着人们的心。

　　快乐犹如一块从天而降的萤石,落入水中时就会激起千层浪,浪花犹如快乐的精灵向人们传送着快乐。

学会用真诚去沟通

小羊请小狗吃饭,他准备了一桌鲜嫩的青草,结果,小狗勉强吃了两口,就再也吃不下去了。过了几天,小狗请小羊吃饭,小狗想:我不能像小羊那样小气,我一定要用最丰盛的宴席来招待它。于是小狗准备了一桌上好的排骨,小羊一口也吃不下去。

沟通! 小羊是食草动物,小狗是食肉动物,小狗怎会喜欢吃草,小羊怎会吃肉,有点可乐可笑的寓言! 然而,这类可笑可乐的事情就经常发生在我们身边。好心办坏事,这其中缺少的,就是一个简单的沟通。

在现实生活中,人与人之间少不了沟通。它是拉近人与人之间距离的纽带。沟通有着神奇的力量,它能让误解变成谅解,把阻力变为动力。真诚沟通能让人们增进彼此之间的理解与信任,还可能改变人们的处事风格和习惯。沟通无限,精彩才能无限。

沟通是一门学问,也是一门艺术。说沟通是一门学问,是因为任何沟通都是有其本身的目的,把握住沟通的目的,同时掌握沟通的要领,将相互的理解或者思想表达出来是需要练习和实践的;说沟通是一门艺术,讲的是沟通是技巧,其中包括语言的,非语言的,外部因素,交流双方对事件的认知度等等。科学研究表明,一个人每天大约有 70% 的时间都花在各种各样的沟通上。沟通无处不在。每个人都不可能独立的孤活于世,尤其在今天这个时代,更需要理解与沟通。心灵的默契,言语的合拍,动作的和谐,不是每个人都能悟到的,因为每个人环境不同。只有打开心扉,真诚相待,人与人之间才会多些理解,少些误会,才会使家庭和睦,事业蓬勃,友谊长久,生活美满。人与人之间,没有了沟通,一切就会变得无奈。我们应该细细体会其中的奥妙。真诚沟通,方可成就自我。生活中没有沟通,就没有快乐人生。沟通,是通往彼此心灵的桥梁,是促进交流情感的方式。真诚的沟通,让我们

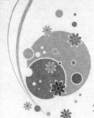

处处畅通无阻。

狮子和老虎之间爆发了一场激烈的冲突，到最后，两败俱伤。狮子快要断气时，对老虎说："如果不是你非要抢我的地盘，我们也不会弄成现在这样。"老虎吃惊地说："我从未想过要抢你的地盘，我一直以为是你要侵略我。"

沟通！人不可能孤立地生活在这个世界上，在这个五彩缤纷的世界上，人与人之间要学会沟通、学会理解。狮子和老虎没有通过沟通按照自己的意愿去行使自己的行为，后果是牺牲了自己的生命，代价十分惨重！设想，如果要之前沟通一下，了解对方的意愿，结局就会大有所变。

记得电视上曾有这么一条广告词："50年前，我们沟通一个城市，如今我们沟通一个世界。2008我们沟通一个梦想！"看来沟通的含义是很深刻的。沟通本指开沟以使两水相通，后用以泛指使两方相通连；也指疏通彼此的意见。看来沟通能使事物顺利相连相通。确实如此。我们与每一个人的对话，与家长，朋友，老师，同事，领导的交谈，就是在沟通。为了买什么想要的东西，要与家长要钱沟通。为了出去和朋友游玩，要与朋友沟通。为了解决一道难题，要与老师沟通，为了完成一个项目，要与同事沟通。为了自己的工作需求，要与领导沟通……如果都不沟通，按照鲁莽的自愿行为去做事，我想什么都会失败的。把自己独立起来去做事，不团结，不与外界接触，我想成功是不可能的。学会真诚的沟通，从客观的角度考虑问题，真诚是十分重要的前提，不能次之，这样，成功总是难免的。

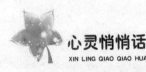

心灵悄悄话
XIN LING QIAO QIAO HUA

真诚沟通作为做人最本质的一个原则，是诚信、责任、意志、创造、爱心、亲和等的集合力。人之所以为人，人之所以伟大，真诚沟通乃是一座桥梁。

不要吝啬你的赞美

一个小女孩因为长得又矮又瘦被老师排除在合唱团外,而且,她永远穿着一件又灰又旧又不合身的衣服。

小女孩儿躲在公园里伤心地流泪。她想:我为什么不能去唱歌呢? 难道我真的唱得很难听?

想着想着,小女孩就低声唱了起来。她唱了一支又一支,直到唱累了为止。

"唱得真好!"这时,一个声音响起来,"谢谢你,小姑娘,你让我度过了一个愉快的下午。"

小女孩惊呆了!

说话的是个满头白发的老人,他说完后就走了。小女孩儿第二天再去时,那老人还坐在原来的位置上,满脸慈祥地看着她微笑。

于是小女孩儿又唱起来,老人聚精会神地听着,一副陶醉其中的表情。最后他大声喝彩,说:"谢谢你,你唱得太棒了!"说完,他仍独自走了。

这样过去了许多年,小女孩儿成了大姑娘,长得美丽窈窕,是本城有名的歌手。但她忘不了公园靠椅上那个慈祥的老人。于是她特意回公园找老人,但那儿只有一张小小的孤独的靠椅。后来才知道,老人早就死了。

"他是个聋人,都聋了20年了。"一个知情人告诉她。

从这个故事中可以看出,老人的一句赞美的话"唱得真好!""你唱得太棒了!"就让伤心的小女孩有了唱下去的信心和勇气,最后竟然成为一个美丽而有名的歌手。

这个故事,就是要告诉我们:不要吝啬你的赞美! 对于你来说,哪怕有时候只是一句不经意地脱口而出的话,而对于他人来说,也许就是一次成功的鼓励,甚至是走向人生的另一个转折的动力。苏霍姆林斯基说过:"成功

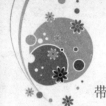

带来的愉快是一股强大的情感力量。是这样说的儿童想当一名好学生的愿望就是依靠这个力量。"每个儿童都渴望成功,渴望得到老师的表扬,哪怕只是一个微笑、一面小旗或一颗小星。

俗话说:良言一句三冬暖,恶语伤人六月寒。爱听赞美是人的天性,每一个人都需要赞美,都希望得到赞美。因为每个人都有自尊心,每个人的自尊心都需要得到尊重,而不是得到伤害。

心理学家马斯洛的需要层次理论认为,人类有五种需要,生理需要、安全需要、归属和爱的需要、尊重的需要、自我实现的需要。前四种需要都得到满足的人称为基本满足的人,只有基本满足的人才会产生人生的最高追求——自我实现的需要。赞美是尊重他人的表现,也是人生的基本需要。生活需要赞美,生活离不开赞美。

赞美他人是建立良好的人际关系的重要手段。要想营造一个和谐良好的人际关系,就不要吝啬你的赞美之词。赞美的力量是巨大的,她可以化敌为友,可以化干戈为玉帛,可以化寒冷为温暖,可以让你在轻松愉快中营造一个温馨和谐的人文环境,为你的事业增添一把助燃剂。

美国心理学家威廉.詹姆士指出:"渴望被人赏识是人最基本的天性。"千万不要吝啬对他人的赞美,不论是身边的朋友,还是一位普通人,都要给予一视同仁的赞美;赞美的种子一定会生根、发芽、开花、结果的。

韩国某大公司有一个清洁工,一天晚上公司保险箱被窃时,他与小偷进行了殊死地搏斗,保护了公司的财产。事后,有人问他为什么这么做时,答案却出人意料。他说:"公司总经理从我身旁经过时,总是赞美我说,你扫的地真干净。"你看,就这么一句简单的赞美,就使这个员工受到了感动,不顾生命危险来保护公司财产。

美国著名女企业家玛丽·凯说过:"世界上有两件东西比金钱和性更为人们所需要——认可与赞美。"

金钱在调动下属积极性方面不是万能的,而赞美恰好可以弥补它的不足。你对他们真诚的表扬与赞美,就是对他价值的最好承认和重视。

赞美一定要真诚,要发自内心,要让人感觉到你是在由衷的赞美人家,是从心底发出来的,而不是在作秀。

赞美一定要符合当时的场合和气氛。比如你的朋友刚解决了一个很棘手的问题或是刚完成一项难度很高的工作,你不妨说:"你是一流人才!"、"你真能干!"、"你是最棒的!"等。

　　赞美一定要恰到好处,不能过分夸张。过分夸张不是赞美而是奉承。赞美令人高兴,奉承则令人尴尬,更令正直的人讨厌。对一个脸上有疤痕的女性说:"你真漂亮!"那等于是在骂她丑八怪。对于一个字写得七扭八歪的人说:"你的字真漂亮!"他认为你不是在夸他,而是在损他,他不记恨你才怪呢。

　　赞美是一门艺术。赞美之词在一个人身上不能重复使用。对于同一个人重复使用同一个赞美之词,你的赞美就会贬值,人家认为你这不是赞美他,而是拿人家取笑开涮。

　　赞美是双向的。为了你的事业,为了你能愉快地工作,为了你能和谐的生活,不要吝啬你的赞美之词,不妨使出世界上最美好的语言,最动听的语言来赞美你身边的人。同时,你也应该坦诚地接受别人的赞美,不要拒绝别的人赞美。要把别人的赞美当作一份真诚的礼物接受下来,并向对方表达出自己的快乐和感激。

　　无私地、坦诚地、大度地赞美他人吧。赞美会给你带来丰硕的回报。

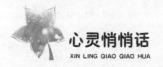

心灵悄悄话
XIN LING QIAO QIAO HUA

　　赞美是经常性的感情投资,不要等到需要人家帮助的时候再去赞美人家,那样让人觉得你是别有所图,那种急功近利式的赞美是失败的赞美。赞美应该随时随地的,一个人的发式、着装、谈吐、行为、姿态都可以成为你称赞的话题。

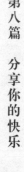

第八篇　分享你的快乐

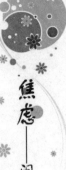

用微笑温暖身边的人

俗话说,"笑一笑,十年少。"当一个人开心微笑的时候,呼吸顺畅,血压稳定,大脑会释放出让人身心愉悦的内啡肽物质,积极良好的情绪可以调动体内的免疫系统,为健康筑起一道防火墙。相反,焦虑、抑郁等不良的情绪,积累起来会伤身。据医学研究表明,抑郁、焦虑的情绪长期积累,会引发高血压、糖尿病、胃溃疡等疾病,对身体健康损害很大。因此,每天对自己和家人笑一笑,对朋友和同事笑一笑,对学生笑一笑,给陌生人一个甜美的微笑,当面对人生种种不如意时,给自己、也给别人一个美丽的微笑,用乐观、积极的心态去面对生活,你会发现世界更美好,生活会更幸福!

给生活微笑,生活才会给我们微笑。一整天沉浸在失落和痛苦的回忆中,那么又想让生活给我们怎样的回应呢?其实有时候并不是别人让我们难过,让我们多堕落,而是自己不给自己找一条生路,让自己活得更好!生活并没有拖欠我们任何东西,所以没有必要总苦着脸。应对生活充满感激,至少,它给了我们生命,给了我们生存的空间。

当年,有人处处说爱因斯坦的理论错了,并且说有一百位科学家联合作证。爱因斯坦知道了这件事,只是淡淡地笑了笑,说,一百位?要这么多人?只要证明我真的错了,一个人出面便行了。

爱因斯坦的理论经历了时间的考验,而那些人却让一个微笑打败了。

微笑发自内心,不卑不亢,既不是对弱者的愚弄,也不是对强者的奉承。奉承时的笑容,是一种假笑,而面具是不会长久的,一旦有机会,他们便会摘下面具,露出本来的面目。

微笑没有目的,无论是对上司,还是对门卫,那笑容都是一样。微笑是对他人的尊重,同时是对生活的尊重。微笑是有"回报"的,人际关系就像物理学上所说的力的平衡,怎样对别人,别人就会怎样对我们;对别人的微笑越多,别人对我们的微笑也会越多。

在受到别人的曲解后,可以选择暴怒,也可以选择微笑,通常微笑的力量会更大,因为微笑会震撼对方的心灵,显露出来的豁达气度让对方觉得自己渺小、丑陋。

微笑是对生活的一种态度,跟贫富,地位,处境没有必然的联系。一个富翁可能整天忧心忡忡,而一个穷人可能心情舒畅;一位残疾人可能坦然乐观;一位处境顺利的人可能会愁眉不展,一位身处逆境的人可能会面带微笑……

一个人的情绪受环境的影响,这是很正常的,但你苦着脸,苦大仇深的样子,对处境并不会有任何的改变,相反,如果微笑着去生活,那会增加亲和力,别人更乐于跟你交往,得到的机会也会更多。

只有心里有阳光的人,才能感受到现实的阳光。如果连自己都常苦着脸,那生活还能美好? 生活始终是一面镜子,照到的是我们的影像,当我们哭泣时,生活在哭泣,当我们微笑时,生活也在微笑。

微笑发自内心,无法伪装。保持"微笑"的心态,人生会更加美好。人生中有挫折、有失败、有误解,那是很正常的,要想生活中一片坦途,那么首先就应清除心中的障碍。微笑的实质便是爱。懂得爱的人,一定不会是平庸的。微笑是人生最好的名片。谁不希望跟一个乐观向上的人交朋友呢? 微笑能给自己一种信心,也能给别人一种信心,从而更好地激发潜能。

微笑是一种修养,并且是一种很重要的修养。微笑的实质是亲切,是鼓励,是温馨。真正懂得微笑的人,总是容易获得比别人更多的机会,总是容易取得成功!

用你的笑容去温暖身边的人!

心灵悄悄话
XIN LING QIAO QIAO HUA

第八篇　分享你的快乐

　　微笑是朋友间最好的语言。一个自然流露的微笑,胜过千言万语。无论是初次谋面也好,相识已久也好,微笑能拉近人与人之间的距离,令彼此之间倍感温暖。

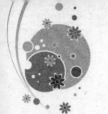

学会真诚的倾听

每个人都有需要倾诉的时候，而这个时候最大的幸福莫过于倾诉时有人在用心地听。倾诉，自然得有个倾诉的对象。但并不是所有的人都懂得用心去倾听，去理解，也并不是所有人都可以做你的好听众。所以，当我们倾诉心事，倾吐苦闷与不快的时候，需要的是一个懂得我们心声的人。倾诉并不只需要语言，更需要心与心的沟通。有时候，一个眼神就已经足够了，那份感觉，真的很好。有人倾听我们的心声，是世界上偌大的一份财富，在我们痛苦不快乐的时候，就不会孤独。

学着去倾诉的同时，也要学会去倾听。学着去倾听别人的心声吧，这对于我们也是有益的。在生活中，做个最好的倾诉者，也做个朋友们最需要的倾听者。倾听者能分享别人的快乐，平分别人的忧愁。学会真诚倾诉，学会认真倾听，是我们每个人都需认真历练的。

做好与他人沟通，并不是要你有良好的语言表达能力、良好的思维逻辑能力，去判断对方的话语的正确性。沟通的真谛在于更多地使对方展示才华而非炫耀自己，只是要求我们做好一名听众而已。

我们经常会听到的一句话："上帝给人类两只耳朵，一只嘴巴，是让我们少说多听。"你越认真听对方说话，他就越喜欢你，因为我们只对那些对自己感兴趣的人感兴趣。每个人或许都有这样的体会，当自己有一件很自豪或者是很有趣的事情时很想告知某些人，这些人可能是你的亲戚、朋友、同学、同事，总之是你比较信赖的人，当他们认真倾听你说的事情时，你会很兴奋，心里产生了满足感；悄悄地便拉进了双方的心理距离。反之则不然。

如此也就不难理解在恋爱之中的男女会产生如此独特的情感。要满足别人这种自我为中心的欲望。人际关系的成功重点在沟通，而沟通的关键则在于倾听！有一位喜剧女演员曾经说过她的例子：我非常喜欢跟我的私人理疗师聊天。我可以滔滔不绝地说一个小时关于我自己的事情，而他的表现就像第一次和我约会的男人一样。所以每个人都渴望别人关注，渴望让别人觉得自己很重要。这就是卡耐基所说的人性的弱点，也是心理学家马斯洛提出的需要层次理论。被人关注，尊重的需求。

　　亚洲成功学权威陈安之老师说："沟通时倾听占80%，其余20%说话中，向对方提问又占80%。"所以提问者也是引导者。引导话题不好反而会更糟糕。这就要求我们每问一句话须多做思考，想方设法把对方话匣子打开。接下来我们必须使用倾听的技巧，这些方法可以提升倾听的质量。首先在与人谈话时要注视对方眼睛，对视的时间不能少于谈话的三分之二，这不仅是出于礼貌也是消除对方的种种猜忌；然后努力做出一副认真听他说话的表情，身体略向前倾斜，时不时点头是对话语的肯定。还要有意识地模仿正与你对话的人，因为我们都喜欢看起来跟自己比较相似的人待在一起；另外最有趣的是把自己的头歪向一边。这种方法是美国著名职业经理人博恩.崔西在狗身上学到的。或许你有这样的经验，当跟狗说话时，它的头会歪向一边，让我们感觉到它似乎听懂了什么。这也许就是人类与狗关系密切的一种原因吧。还有就是使用一些语言反馈。例如在点头的同时发出"嗯""哦""啊"的声音，重复对方的一些关键词汇和话语。如此，会更让人觉得你是很认真听他说话的。

　　中国军校第一任校长鬼谷子说过，"口乃心之门户。"而良好的倾听是打开别人心扉的一把钥匙。当你滔滔不绝向对方诉说的时候，其实你什么也学不到。当你感觉生活在这个繁华都市喘不过气来时，你是否察觉到你身边的人同样感觉身心疲惫，这时我们不妨静坐下来做一名忠实的听众，慢慢地听对方倾诉心声吧！

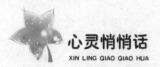

心灵悄悄话
XIN LING QIAO QIAO HUA

　　善于倾听别人讲话是一种高雅的素养。因为认真倾听别人讲话，表现了对说话者的尊重；人们也往往会把忠实的听众视作可以信赖的知己。

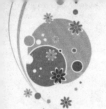

想让自己快乐，请先宽容别人

宽容是一种博大的胸怀，它能包容人世间的喜怒哀乐；宽容是一种境界，它能使人生跃上新的台阶。送人玫瑰，手有余香，宽容别人，善待别人，其实就是宽容和善待自己。

法国 19 世纪的文学大师雨果曾说过这样一句话："世界上最宽阔的是海洋，比海洋宽阔的是天空，比天空更宽阔的是人的胸怀。"在生活中学会宽容，你便能明白很多道理。

世界由矛盾组成，任何人或事都不会尽善尽美。人与人之间的矛盾以及他们的苦恼常被掩饰在成功的光环下，而掩盖的工具恰恰是宽容。不必羡慕别人，更不要苛求自己，常用宽容的眼光看世界，事业、家庭才能稳固和长久。因此说，宽容就是洞察。

人人都有痛苦，都有伤疤，动辄去揭添新伤，旧痕新伤难愈合。忘记昨日的是非，忘记别人先前对自己的指责和谩骂，时间是良好的止痛剂。学会忘却，生活才有阳光，才有欢乐。因此说，宽容就是忘却。

"小不忍，致大灾"；"忍一时之气，免百日之忧"。古往今来，人世间多少憾事、多少不幸、多少悲剧、多少恐怖都是因为人与人之间争强斗逞，不能相互宽容而发生。

一个人的胸怀能容下多少人，就能赢得多少人的尊重和喜爱。"忍人之所不能忍，方能为人所不能为"；"大肚能容，容天下难容之事；笑口常开，笑天下可笑之人"，弥勒佛之所以为众人供奉，全仗他心理功夫炼到家了。用宏大的气量去感受那一笑泯恩仇的快乐。智者总会用宽容这把智慧之剑去斩断冤冤相报这扯不完的长线。

生活中，常常会发现这样的事情：有的同学总在抱怨自己没有朋友，总在抱怨别人对自己的不友好。其实，如果你以一颗宽容博爱的心去对待别人，就会有意想不到的收获！善待别人，就是善待自己。就如一本书上说的,我们的心如同一个容器,当爱越来越多的时候,烦恼就会被挤出去。我们学会了让他人快乐就是让自己快乐,学会了善待他人就是善待自己。生活就是一幅画,当我们用思想的调色板用心去画出第一道风景时,爱是最美丽的一笔。

把自己的聪明才智,用在有价值的事情上面。集中自己的智力,不去进行有益思考;集中自己的体力,去进行有益的工作。要总是认为自己优秀,别人拙劣;自己正确,别人错误。不要事事时时处处总是唯我独尊、固执己见。

宽容者有着宽广的胸怀。所谓海纳百川,首先就是有了大海那样的胸怀,这才能够百川并蓄。人人需要宽容这一可贵的品格。

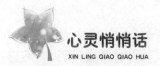

心灵悄悄话
XIN LING QIAO QIAO HUA

一个人可以看淡自己的幸福,真诚的分享别人的幸福。人活着对别人有些用处,才算得上是真正地活着。真诚的宽容别人,自己才算是真正的快乐。要让自己快乐,最好的方法是先宽容别人。

第八篇　分享你的快乐

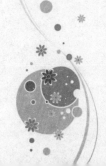

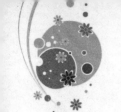

快乐是成功之父

上个世纪初,一位少年梦想成为帕格尼尼那样的小提琴演奏家。他一有空闲就练琴,练得心醉神痴,走火入魔,却进步甚微,连父母都觉得这可怜的孩子拉得实在太蹩脚了,完全没有音乐天赋,但又怕讲出真话会伤害少年的自尊心。

有一天,少年去请教一位老琴师。老琴师说:"孩子,你先拉一支曲子给我听听。"少年拉了帕格尼尼 24 首练习曲中的第三支,简直破绽百出,不忍卒听。一曲终了,老琴师问少年:"你为什么特别喜欢拉小提琴?"少年说:"我想成功,我想成为帕格尼尼那样伟大的小提琴演奏家。"老琴师又问道:"你快乐吗?"少年回答:"我非常快乐。"老琴师把少年带到自家的花园里,对他说:"孩子,你非常快乐,这说明你已经成功了,又何必非要成为帕格尼尼那样伟大的小提琴演奏家不可? 在我看来,快乐本身就是成功。"

少年听了琴师的话,深受触动,他终于明白过来,快乐是世间成本最低、风险也最低的成功,却能让人切实受用。倘若舍此而别求,就很可能会陷入失望、怅惘和郁闷的沼泽。少年心头的那团狂热之火从此冷静下来,他仍然常拉小提琴,但不再受困于帕格尼尼的梦想。这位少年是谁? 阿尔伯特·爱因斯坦,他一生仍然喜欢小提琴,拉得十分蹩脚,却能自得其乐。

快乐即成功,这是充满阳光的人生哲学。在现实生活中,我们不难见到这样一类人,他们脸色红润,身体健康,笑口常开,心情愉快,他们活出了人之为人的全部趣味,在事业上却没有太大的建树,与名利双收、功成名就不怎么沾边。这样的人果真是失败者吗? 其实未必。

在成功的道路上,"自信"是能源,"快乐"是氧气。

科学研究证明:心情好的人最能发挥潜力;快乐能提高效率和创造力;快乐的人有健康的思想。快乐、自信、成功是一个良性循环。我们能从成功里得到自信和快乐,从自信里得到快乐和成功,从快乐里得到成功和自信。

如果说"失败乃成功之母",那么快乐就是成功之父。

成功是难得的,换来的是人们的敬仰、人们的羡慕。成功象征着胜利,象征着辉煌。

成功是无法用财富来衡量的。我们经常看到许多心灵空虚的富人,不但自己不快乐,甚至还因为他们的贪婪,为别人带来许多伤害。

对我们来说,活得成功是终身学习、创造与经验分享的过程,是有益于人类成长和大自然的美丽与和谐的。活得成功就是尽可能地去开发个人潜能,展现出一种让你快乐、满足的状态;同时,让世界分享你的潜能与贡献,变成一个更好的地方。

成功并不是我们拥有什么,而是不间断的运用我们的资源。成功并非终点,而是一种旅程。有些人认为成功就是我们留给后代的东西,其实,成功是我们留给后代值得仿效的榜样。简言之,成功就是我们和那些生活受我们影响的人所共同经历的一种快乐回忆的集合。

在人生中要成功,就必须相信所坚持的梦想。换句话说,不管在人生中的哪个阶段,拥有什么样的家庭背景,都必须相信我们的未来是快乐的。

培养这种潜在、值得的直觉,最好的方法就是阅读那些对社会有伟大贡献的名人传记。他们都曾经在人生中克服过无数的挫折与阻碍。一旦体会出成功是靠努力、热诚和坚持,而不是靠有钱的父母与运气的时候,我们就会把焦点放在追求能够让我们展现潜能、有益他人生活的梦想上。人们愿意为了那些可以带给生活更多便利和乐趣的物品或服务付出代价。

如果我们决定去追求那种让他人快乐生活的成功,追寻那些有益于人类和社会的快乐,才是更聪明更有价值的。真正的成功源于内心的快乐。快乐,是现代人追求的最高境界,但有的人成功了,反而一点都不快乐,而有的人一生平淡却能快乐一生。

如果一个人成功只是为了取悦别人,得到人家的赞美,那他将永远都不会快乐!因为只有为了快乐而奋斗的人,他才能在奋斗的同时丰富生命进程的景色,做到享受奋斗、享受生活。

曾经有一个女人对女强人说:"我很羡慕你,拥有那么多的资产,而我只能这样平平凡凡地度过一生。"

这位女强人对她说:"因为社会分工不同,每个人扮演的角色不同,从你的角度出发其实你现在已经成功了!因为你有一个幸福的家庭,有一个很疼爱你的老公！而我连一份不包含金钱的真爱都没有，其实，我宁愿拿自己的全部财产和你交换一个疼爱我的老公，假如可能的话，你愿意吗?"那个女人狠劲地摇了摇头……

快乐和不快乐的人差别在于：前者懂得在自己的拥有中寻找快乐，后者只会在别人的拥有中寻找痛苦。为此，学会对自己说："只要你去发现，你一定会拥有！"

这样的话你要不断地对自己说，一旦它主宰了你的思维，你就成为世界上最快乐的人！

心灵悄悄话
XIN LING QIAO QIAO HUA

想做一个快乐的人，就要学会在自己的拥有中找到快乐：比如姿色是一种拥有，才学是一种拥有，积极的进取与平和的心态是一种更厚重的拥有，假如上帝没给你足够舰丽的外表，会给你上好的才学；假如上帝没给你姿色和才学，会给你积极进取与平和的态度。

第九篇　感谢你的对手

　　拥有一个强劲的对手是一件非常幸运的事。我们需要朋友,我们更需要对手。朋友可以从感情上给我们带来最大的鼓励, 对手却可以从理智上给我们带来最深的刺激。对手的刺激,可以让我们学到真正的本领。

　　因为对手的存在,我们不敢懈怠,不敢松劲。因为有了来自对手的压力, 我们也就有了前进的动力。我们和对手一起较量,一起攀登。正是对手激发了我们的斗志,磨砺了我们的意志,挖掘了我们的潜能,增长了我们的才干。

如何面对打击

北宋名臣侯蒙年轻时屡次参加科考都是名落孙山，加上相貌丑陋，常常遭人奚落。有一次，一个人将他的丑相画在了风筝上放飞，还拉他来一起看，以此来取笑他。可侯蒙不但不生气，反而哈哈大笑，还叫人把风筝落下来，在上面题了两句诗："凡人平地上，看我碧霄中"。本来想看侯蒙出丑的人，全都为侯蒙的才华和气度所倾倒，对其肃然起敬。

侯蒙若是与放风筝的人争辩，或者逃回家中，那便正中了那些想要嘲讽他的人的下怀，成为别人的笑柄。可他坦然面对，并以诗句言明自己的高远志向，令那些本来想嘲笑他的人折服。人生在世，难免会遇到嘲讽打击。那些嘲讽打击你的人，最想看到的就是你落荒而逃或者气急败坏、歇斯底里的样子。如果你对这些嘲讽打击毫不为意，他们反而如一拳打在了棉花上，无所适从。

一个人因为在生活中遇到挫折因而倍受打击，很久都走不出那个阴影，总觉得自己的面子无法挽回，总觉得自己做的没有错是别人的错，总觉得别人在议论嘲笑自己，于是很久不能恢复到原有的状态中去，生活中情绪低落，言行中被抵触情绪左右，不能和大家融洽相处。所有人都能看出他做得不对，可他依然执迷不悟的沉浸在自己的悲观中，他始终看不到自己的行为有什么不妥之处，只是对劝慰的人说，这些事没有发生在你们身上，你们根本不懂，那件事对他是很严重的事。他就这样固执地坚持着，不肯放下那件已经过去了很久的旧事。

其实，生活中谁都会遇到各种各样的挫折和打击，或是工作上的或是来自生活中的，不论什么样的挫折和打击都会给我们造成痛苦。没有人会喜欢，哪怕是微小的不如意影响我们的情绪，让我们感到不愉快。没有谁可以马上忘掉痛苦，就像什么事也没发生过一样是绝不可能的。如果有这样的

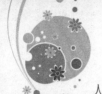
人,那只能有一种情况,那就是他从没有受到过伤害。也许真的是伤不在谁身上谁就无法真正感受到那种痛,但是伤了痛了,该发生的都已发生过了,而且永远无法挽回了,总是沉醉其中也于事无补。面对挫折和打击,只有自己认识到这一点,才能真正走出阴影。别人的劝慰只是外因。如果自己没有走出阴影的愿望和信心,不论别人怎么努力,也无法让他走出痛苦的泥沼。所以要走出困境最重要的是要有自救的意识和决心。

2010 年 7 月林书豪被 NBA 金州勇士队选中,不久就因为被质疑能力有问题而下放到 NBA 发展联盟,不久再被召回,再下放,如此反复折腾 6 次,最终被勇士队裁掉。后来他又加盟火箭队,可刚刚过了半个月,就又一次遭到质疑,再度被抛弃。面对不断的质疑,他不气馁、不放弃,努力练球。2011 年 12 月 27 日,林书豪签约尼克斯队,临危受命,带领球队取得 7 连胜,大放异彩,成为自 1977 年以来 NBA 中前 4 场首发比赛总得分最高的球员。这一成就甚至超越了艾弗森、奥尼尔和乔丹。2012 年 2 月 15 日,尼克斯队对阵猛龙队的最后关头,他投中压哨三分完成致命一击,就连奥巴马总统也赞叹道:"这是一个伟大的故事!"

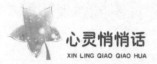

心灵悄悄话
XIN LING QIAO QIAO HUA

泰戈尔说:"不是槌的打击,乃是水的载歌载舞,使鹅卵石臻于完美。"嘲讽、质疑乃至排挤都是人生路上可能会遇到的打击。遇到打击,若是回避,就是懦弱无能的表现;若是歇斯底里,则会使打击你的人得意。坦然面对,用行动证明自己,才是最好的选择。

不因失败而气馁

人在奋斗的过程中，难免会遇到失败与挫折。如果因一时失败而泄气，就有可能成为某个死水潭中的沉淀物，以失败或被淘汰告终。从今天到明天，我们要脚踏实地一步一个脚印走出来，这才是人生的路。我们不能计算生命有多长，不能主宰一些事情的未来，但我们绝对可以决定自己想走的路，想去的方向，想要过的生活。

我们要重新开始。人不怕失败，就怕一蹶不振，只要我们总结失败的原因，铭记教训，这何尝不是另一种收获、另一种成长！我们不能因挫折而气馁，如果失败就不去继续奋斗，不但以前的努力奋斗白白浪费，而且会导致永远失败。

其实，失败与挫折也是一种动力。没有失败的教训，哪有拼搏和竞争的力量！只有突破重重困难成功的人，才更懂得珍惜来之不易的机遇与成果，才更懂得冲刺与拼搏！

如果称狼群是自然界中效率最高的狩猎者之一，应该没有几个人会表示反对。然而就是狼群，也有90%左右的失败率，据统计，狼群在十次狩猎中只有一次是成功的。而这次成功的狩猎对狼群的生存极为重要，为此，狼经常要忍饥挨饿。

面对挫败，狼族的反应不是倦怠、沮丧或屈服；它们也不会像人类那样，表现出忧虑、郁郁寡欢；狼族只是重新整装待发，投入眼前的搏击。它们继续运用经历了时间考验的技能，再加上它们新近从暂时的挫折中学到的知识，深信在第十次、第十一次甚至第十二次，胜利终将来临。

失败和错误本身是生活的一个组成部分，是有所进取、求变创新和参与竞争的过程中的一个正常的组成部分。只要你进取，就必然会有失误；只要你还活着，就绝不是彻底失败！失败有什么可怕呢？物竞天择，优胜劣汰。在这个天平上，失败总是倾斜倒向害怕失败的人。

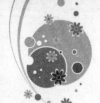

挫折是在所难免的,重要的不是绝对避免挫折,而是要在挫折面前采取积极进取的态度。挫折乃至失败并不可怕,可怕的是因为挫折失败而失望,放弃追求。

在狼族的词典中,永远没有"失败"和"放弃"两个词。狼族通过不间断的训练、准备、计划、沟通与行动演练,永远在为胜利做准备,它们从未想过失败。只要锁定目标,不管跑多远的路程,耗费多长时间,冒多大的风险,狼族是不会放弃的;它们从不停止做那些微不足道的小事,每天长途奔波里寻找猎物,留神所有的蛛丝马迹。

失败,不是倒下的借口,不是放弃的理由;失败,只是还没有成功,不是不成功;失败是一种心态、一种感觉。失败,只是一种痛的体验和教训的累积,它往往可以指引我们换个方式或方向再去努力。

人类最伟大的荣耀并非在于从未失败,而是在每一次失败后,都能够再度站起来。坚毅,并非长跑竞赛;而是一次又一次短暂的冲刺。任何人都应该像狼族一样勇于再次尝试,继续筹划下一次的猎捕行动。挫折,不是击溃一个生命,就是使生命更加坚强。真正的成功者,在拨开一个又一个的挫败后,猛然发现自己已站在成功的门口了。

心灵悄悄话
XIN LING QIAO QIAO HUA

失败并不可怕,害怕失败的心态才最可怕。成功与失败相隔只有一步。即使你认为失败了,只要有"置于死地而后生"的心理态度、自信意识还是可以反败为胜的。事实上,失败是一件好事。失败是有价值的。失败是成功之母。失败是成功的敲门砖、垫脚石。

没有对手，自己就不会强大

在漫漫的人生旅途中，激励我们不断进步、不断超越、不断成长的，除了那些温暖着我们的亲人、师长、朋友，或者是曾经伸出援助之手的陌生人以外，还有一位，那就是我们的对手。所以我们在感谢每一个人的同时，还要感谢我们的对手。

一位动物学家经过细致的观察发现，非洲奥兰治河东岸的羚羊无论生殖能力还是奔跑速度都比河西岸的羚羊更强、更快。为了解开其中之谜，动物学家进行了一项实验：从河两岸分别捉10只羚羊送到对岸生活，结果运到西岸的羚羊迅速发展到了14只，而送到东岸的羚羊只剩下3只，另外7只被狼吃掉了。对于同一种动物表现出的两种截然不同的结果，动物学家感到非常奇怪。经过长时间的观察，谜底终于揭开，原来河东岸的羚羊之所以迅速发展壮大，是因为它们附近居住着一个狼群，这使羚羊长期处在一个"备战状态"中。为了摆脱弱肉强食的命运，它们变得越来越有"战斗力"。而西岸的羚羊迅速走向灭亡，恰恰就是因为河西岸缺少天敌，没有生存压力，缺乏竞争意识，也就是没有对手。

提起对手，有人总会皱起眉头。胆怯者说："对手让我害怕竞争。"失败者说："对手让我失去成功。"悲观者说："对手让我看不到光明。"但是，我们要说，对手是生活馈赠给我们的不可多得的一位朋友。我们应该感谢对手。

因为对手的存在，我们不敢懈怠，不敢松劲。因为有了来自对手的压力，我们也就有了前行的动力。我们和对手一起较量，一起攀登。正是对手激发了我们的斗志，磨砺了我们的意志，挖掘了我们的潜能，增长了我们的才干。对手是一面镜子，通过这面镜子，我们看到了自身的不足；对手是催人奋进的号角，所谓"狭路相逢勇者胜"，这号角声激励我们勇往直前！

　　纵观世界,哪一位伟人不是在与对手较量中越挫越勇的? 忍辱负重的勾践面对强大的对手夫差,每天卧薪尝胆并积极地壮大自己的军事力量,终于创下了"三千越甲可吞吴"的奇迹。正是夫差强大的实力,促使了勾践奋起直追,最后打败了自己的强敌。而菲洛·法恩斯如果不是因为对手的出现,也不会抓紧时间将电视机原理图研究完善,从而提前了电视机的问世时间。其实,一个人是这样,一个国家也是这样。在 2001 年 7 月 3 日国际奥委会第 112 次全体会议上,北京战胜多伦多、大阪、巴黎、伊斯坦布尔,获得第 29 届奥运会主办权。全国人民为之欢呼雀跃,而主持人水均益却说了这样一句令人难以忘怀的话:"是对手促进了我们的成功。"是的,正是有了多伦多这样强大的对手,北京才有紧迫感、压力感,才使我们的申办工作做得更扎实、更细致、更完美。从这个意义上讲,的确是对手帮助我们获得了申奥成功。我们在学习中又何尝不是如此,时时面临着对手。每当因为一次考试失败而沮丧时,会发现自卑这个强大的对手正向你张牙舞爪;而每当你因为一次成功而得意忘形时,会发现乐极生悲在悄悄靠近你;每当抬起头时,发现同桌的成绩又比自己高……其实有太多太多的对手每时每刻都伴随在我们身边。我们应该做的,不是逃避也不是埋怨,而是敞开宽广的胸襟友好地说一声:感谢对手! 如果你逃避对手,同时也就失去了一次尝试的机会;如果你埋怨对手,你的心胸会变得狭窄,只能在自怨自艾中荒废时日。只有用坦然的微笑面对生命中的一切对手,生命才会越来越有意义。

　　"没有岩石的拦阻,哪能激起美丽的浪花"! 感谢对手吧! 因为对手,我们的生活变得五彩斑斓;因为对手,我们被磨砺得坚强而有韧性。我们要心存感谢。正是因为对手,我们才会更接近成功。

心灵悄悄话
XIN LING QIAO QIAO HUA

　　我们何不感谢我们的对手,没有磨砺,宝剑就不会锐利;没有铩羽,雏鹰就不会翱翔。同样,人若没有对手创造的屏障,就不会强大起来,也不会展示出人格的辉煌!

珍惜痛苦

大多数朋友大概都经历过痛苦的滋味。是的,痛苦的滋味的确不好受。好友的分离、学习成绩的下降,都可能让人产生痛苦,甚至于沉陷其中难以自拔。

怎样对待痛苦?我们认为要把痛苦视作一种精神财富来珍惜。这是不是阿 Q 的精神胜利法呢?当然不是。

孟子曾经说过:"哀莫大于心死。"实际上,真正的"心死",如同行尸走肉,是无法体验到痛苦的。而没有痛苦,或许才是人生的第一悲哀。

痛苦,是人类特有的精神活动,是一种深沉的情感体验。它随着对幸福的追求而生,又为幸福的获得铺路。经历过挫折的痛苦,成功后才会倍觉欢欣。

痛苦不仅仅孕育着快乐,而且孕育创造。

痛苦是昨天的遗产,同时也是今天的起点。你又何必为一次失败颓丧不堪呢?

每个人的脱胎问世,都曾伴着母亲的痛苦;每个生命是在痛苦中诞生的。我们的成熟,也离不开亲身的痛苦经历。曲折,加快着人意志的成熟;挫折,完善着人的性格;坎坷,锤炼着品格的升华。喜剧家莫里哀认为,"痛苦是一位伟大的导师,它教会我们做人。"确实,人生历程中的一切痛苦都在扮演着这样的角色。

由此可见,人生的痛苦并不只是负效应,它还可以分解为自省,还可以转化为自强,可以升华为创造。但这一切的前提,是必须认识痛苦,因为真正的痛苦就是热情,就是燃烧,它是牺牲的决心,又是献身的勇气。

生活是这样的,像一台秤。有这样的阴郁就会有那样的快乐,只要还活着就永远保持着平衡。得到多少同时也会失去多少,因为我们的生命时光有限,鱼和熊掌毕竟不能兼得。既然已经得到其中的快乐何必还要抱怨带

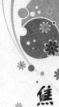

来的痛苦？好花不常开，因为短暂才美丽。同样，我们对生活的努力和付出，就像一个金字塔，堆积起来，最终有一天忽然发现你的努力到了顶点。那时你站在那上面远眺，美丽得让你想坠落下去，从此就会永远保持住这种美好的记忆。但是，没有永远，为了喝水吃饭睡觉，我们又到了塔下、然后感慨我们刚才攀登的好高啊，回忆那么美，竟然能到塔尖，于是吃饱喝足的我们又开始鼓起勇气，攀登下一个金字塔。

我们就像生活在一个笼子里，笼子给我们束缚，也给我们安全，痛苦给我们折磨，也给我们经验。如果你想丢掉痛苦，那就必须抉择丢掉快乐，因为没有痛苦的对比也就没有快乐的存在。所以，我们相信痛苦会带来快乐，同时也相信，曾经的快乐给你带来了无法磨灭的痛苦。苦和甜都是一种体会。在离开人间那一刹那，所有的所有，都是一种回味，那时候无论是快乐还是痛苦，一秒钟都是一个世纪。

所以，朋友，快乐要珍惜，痛苦也要珍惜。

心灵悄悄话
XIN LING QIAO QIAO HUA

不要让痛苦在心中悄悄溜走！当你把痛苦看作是一种精神财富的时候，痛苦带给我们的就将是奋斗中的幸福和人生境界的飞跃！

不要拿别人的缺点惩罚自己

"我可让他气毁了"!"他做的事真气人啊!"我们平时可能经常听到这样的话。这就是说我们对于别人的错误不能容忍,在拿别人的错误惩罚自己。

有一位教授,带着孩子在水果摊上挑选水果。小贩很不耐烦地说道:"先生,你到底买不买? 不要这样挑来挑去的。"

教授礼貌地回道:"要买! 要买!"接着把挑好的水果交给小贩,并问多少钱? 小贩不以为然地说:"这可是很贵的哦,你买得起吗?"教授依旧谦虚地回答:"买得起,买得起。"并把钱递给小贩。

在回家的路上,孩子忍不住问道:"爸爸,您是教授,是令我景仰的人,为什么今天却让小贩如此吆喝? 难道您一点也不生气吗?"

教授回答道:"待人有理、谦虚、礼貌是我的水准,无礼、势利是有些小贩的水准,我不能让他的水准降低我的水准。"

的确,我们在生活和工作中会遇到令人生气的事情。比如出门时有人不小心撞了你而没有说对不起,这时候我们会很生气,会说人家没修养;由于某种利益或者事情会产生分歧,甚至闹得不愉快;朋友之间有时因为鸡毛蒜皮的事也会怄气,甚至吵架;遇到一个无情无义的朋友可能会埋怨此人不淑……德国学者康得说:"生气是拿别人的错误惩罚自己。"因此不管哪种情况我们都不要太较真。若是别人不对,而我们又装了一肚子气,何苦呢?

生活是美好的,我们没有理由让宝贵的生命浪费在对别人的埋怨和痛恨中。因为人与人之间会产生不同的人生态度和生活方式,与其浪费时间去埋怨他人,不如好好经营自己的生活。如果拿别人的不是影响自己的进步,拿别人的一点错误惩罚自己,带着情绪生活,那么我们的生活质量就会越来越糟。长此下去很可能带来身体疾病。这是多么大的损失啊！如果我们能宽容地看待别人，用换位思考的方式体谅他人，不去想别人的错误，我们生活得一定轻松快乐，我们的生活也会朝着光明的方向前进。

不拿别人的错误惩罚自己就是珍惜自己的健康，就是给自己更多的机会和幸福。让我们多看到别人的优点和长处，学着欣赏他们的优点，试着忽略他们的缺点，少埋怨别人，多改变自己，把更多的时间放在自我完善上。当我们无法改变别人而又不能接受的时候，选择远远地离开和不再关注他们难道不是更好的解决方法吗？

台湾作家李敖，曾经讲到他的老师殷海光。有一次，殷海光正在家里吃饭，忽然想到某个政敌的种种行径，不由得怒火万丈，气得连饭都吃不下。殷海光是自由斗士，见到不平事，就气不打一处来，后来不幸得胃癌去世了。诱发胃癌的原因很多，心情郁闷是最重要的原因之一。遗憾的是，殷海光只活到49岁，而使他天天生气的政敌，却活到了89岁。殷海光没有打倒敌人，先把自己打倒了，他输了，输在生气。李敖从中得到的教训是："无论在生活中遇到任何事情，我都不生气，我跟你逗着玩，我赢你，活过你。现在我成功了，我赢了！"看得通透，才能活得洒脱。

何苦要气？气便是别人吐出而你却接到口里的那种东西，你吞下便会反胃，你不看他时，他便消散了。气是用别人的过错来惩罚自己的蠢行。

夕阳如金，皎月如银。人生的幸福和快乐尚且享受不尽，哪里还有时间生气呢？

心灵悄悄话
XIN LING QIAO QIAO HUA

人在江湖飘，哪能不挨刀。在现实生活中，其实经常会遇到被别人背后中伤，甚至当面辱骂的情况。面对别人的指责，不要轻易动怒。这既是做人的修养，也是高明的处世智慧。

最大的对手是自己

人最大的对手是自己。这话一点不假。人的一生其实就是自己与自己斗争的过程。当你为争权夺利而辗转反侧、为一己之利而耿耿于怀、为年轻气盛而目空一切、为别人的恭维而飘忽迷失、为一时的失利而嗟叹悔恨、为失去的情感而垂头丧气的时候，确实需要拿出很大的勇气来战胜自己。你要使出浑身解数，不停地安慰自己、开导自己、压抑自己、调整自己。当你被你的负面情绪完全俘虏时，你也就坠入了痛苦的深渊。这时是很需要自己来拉自己一把的，因为只有自己才是自己的救世主，也只有自己才能拯救自己。

战胜自己，说起来容易做起来却很难。这世界有太多的诱惑、太多的陷阱、太多的玄机，让人琢磨不透、欲罢不能，让人深陷其中，不能自拔。这时候真的需要很大的勇气让自己摆脱这一切，让自己的心冷静到平淡。只有当真正沉静下来的时候，你才会发现生活原来可以非常简单。

世上没有非赴不可的约会，没有非尝不可的美味，没有非接不可的电话，没有非争不可的权利。让心变得简单、让心无欲而刚。当我们以俯览的心态看待这一切时候，才发现：芸芸众生、世态百相、善恶美丑、利益纷争不过是一场不停上演的舞台秀，我们每个人都不过是其中的一个小角色，你方唱罢我登场，好不热闹，我们沉湎其中随波逐流，而从来没有想到拼了命得到的东西有时并不是自己真正需要的，并没有想到人生也要剧终、戏剧终将落幕，而最终我们连一片云彩也不能带走。以旁观者的心态来看自己，来看这一切，就会觉得自己原来是这么滑稽，像一个失去灵魂的木偶，在世俗的流里漂浮出没，渐渐迷失了自己。

驯鹿和狼之间存在着一种非常独特的关系，它们在同一个地方出生，又一同奔跑在自然环境极为恶劣的旷野上。大多数时候，它们相安无事地在同一个地方活动，狼不骚扰鹿群，驯鹿也不害怕狼。

在这看似和平安闲的时候,狼会突然向鹿群发动袭击。驯鹿惊愕而迅速地逃窜,同时又聚成一群以确保安全。

狼群早已盯准了目标,在这追和逃的游戏里,会有一只狼冷不防地从斜刺里窜出,以迅雷不及掩耳之势抓破一只驯鹿的腿。

游戏结束了,没有一只驯鹿牺牲,狼也没有得到一点食物。

第二天,同样的一幕再次上演,依然从斜刺里冲出一只狼,依然抓伤那只已经受伤的驯鹿。

每次都是不同的狼从不同的地方窜出来做猎手,攻击的却只是那一只鹿。可怜的驯鹿旧伤未愈又添新伤,逐渐丧失大量的血和力气,更为严重的是它逐渐丧失了反抗的意志。当它越来越虚弱,已不会对狼构成威胁时,狼便群起而攻之,美美地饱餐一顿。

其实,狼是无法对驯鹿构成威胁的,因为身材高大的驯鹿可以一蹄把身材矮小的狼踢死或踢伤,可为什么到最后驯鹿却成了狼的腹中之食呢?

狼是绝顶聪明的,它一次次抓伤同一只驯鹿,让那只驯鹿一次次被失败击得信心全无,到最后它完全崩溃了,已忘了自己其实是个强者,忘了自己还有反抗的能力。当狼群攻击它时,它已没有勇气奋力一搏了。

真正打败驯鹿的是它自己,它的敌人不是凶残的狼,而是自己脆弱的心灵。

心灵悄悄话
XIN LING QIAO QIAO HUA

　　人最大的对手是自己。人最大的心魔是自己。每一次对自己的挑战,都意味着自己内省反思心理的启动,都意味着自己已经意识到了局限性的存在,都意味着自己的层次又上升了一个台阶。这才是真正的进步。

第十篇　阳光总在风雨后

　　人生在世,没有什么十全十美的。无论做什么总会遇到一些坎坷的,但只要勇敢前行,就会成功。生活丰富多彩,世界千姿百态。适应生活,融入世界,即使遇到再大的风雨,也要走下去,永不向困难低头。只要战胜自己心里的孤单,恐惧,就可以独自闯下属于你自己的一片蓝天。我们应该保持平和的心态来看待,"山重水复疑无路,柳暗花明又一村";要有积极的态度面对,并全力以赴去解决。只要不放弃,就有希望走出阴霾。

放下是一种境界

现实生活中,亦不乏"放下"的凡人凡事。

"放下"是一句禅语,尘世中人,又有多少人能悟出这种境界呢?

有人向老僧求教,老僧讲了一个故事。佛陀在世时,有位名叫黑指的婆罗门拿了两瓶花要献给佛,并请他开示佛法。佛说:"放下。"黑指放下左手的花瓶,佛又说:"放下。"黑指又放下右手的花瓶,佛还是说:"放下。"黑指茫然道:"我已经全放下了,你还叫我放下什么呢?"

佛说:"我不是叫你放下花瓶,而是要你放下六根、六尘、六识。当你把根尘都放下时,你就再也没有对待,没有什么分别,甚至将你从生死桎梏中解脱出来。"

"放下"是一种境界。然而,这大千世界充满诱惑,芸芸众生六根不净。有多少人能时常怀着平淡和感激的心情,踏着白云,吹着短笛,倾听大自然的乐声,达到忘记自我、忘记万物的精神境界;有谁能摊开空空无物的双手,敞开如镜明亮的心灵,把人世间金钱的聚散与官权的升浮,看作同一草一木的枯荣没有什么不同呢。唐代诗人孟浩然,曾被人称为是"洗削凡尽,超然独妙"的大才子,本来多年潜居鹿门,自诩"此山白云里,隐者自怡悦,相望试登高,心飞逐鸟灭。"何其清高,何其飘逸。然而,终因放不下心中的功名利禄,到四十岁时,还是下了山,跑到长安摸路子,托门子,一门心思图个平步青云,衣紫着绯。

在日常记忆的长河里,又有谁能真正地做到完全放下,看清世界和万物的本来面目,面对金钱、权势、名利、美女这些世俗的诱惑,你蔑视它,抨击它,口口声声要与之决裂,信誓旦旦要背叛之,全是因为心中装着这些东西,割不掉,也放不下。反之,一个心中了无一物的人,幽微的心湖波澜不惊,一

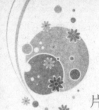

片宁静。

放下是一种心境。要真正的学会放下，就要有宽放之胸怀、磊落之行为、高远之志向、进取之心态，就要以热切之心入世，以淡泊之心出世，做到完全放下，经得起时光的流逝、岁月的痕迹，经得起人世间的恩怨情仇。人一旦真的放下，就能登临送目，见远黛苍茫，天高地阔，听鸟鸣啁啾，松涛呼啸，并有野花、泥土、树木、青草之香陶然熏面，胸怀于是豁然开朗，牵绊于是顿然卸载，只觉耳聪目明，神色俊逸，万般真力自丹田处通经络。

"一点浩然气，千里快哉风。"当此之时，一颗躁动的俗心静若幽谷。人世间还有什么不能放下的。又有什么不可以包容的呢？可是，在现实生活中，谁又能做到摒弃功名利禄、是是非非，忘却悲欢离合、荣辱贵贱。敞开心扉，听天籁，用身感受，用心领悟，做个"登山情满于山，观海情溢于海"的雅士。远离忧愁和世俗，亲近欢乐与自然。宠辱不惊，闲看庭前花开花落；去留无意，漫随天外云卷云舒。

一花一世界，一叶一春秋，一沙一天堂，一水一桃源。放下一切潇潇洒洒，坦坦荡荡，真真切切，从从容容。历经沧海桑田，终得返璞归真。

一个苦者对老和尚说："我放不下一些事，放不下一些人。"和尚说："没有什么东西放不下的。"他说："这些事和人我就偏偏放不下。"

和尚让他拿着一个茶杯，然后就往里面倒热水，一直倒到水溢出来。苦者被烫到，马上松开了手。和尚说："这个世界上没有什么事是放不下的，痛了，你自然就会放下。"

心灵悄悄话
XIN LING QIAO QIAO HUA

让身与心得到恬静的休憩，让情与景得到自然的交融。放下，你会发现沙漠很美，因为不知何处藏着一方绿洲；放下，你会发现空谷很美，因为有兰花幽幽绽放；放下，你会发现生活很美，因为有亲情、友情、爱情的支持。

把心灵的伤疤做成奖状

石阶问佛像："我们都是石头，凭什么你受人膜拜我却遭人践踏？"

佛像笑道："你只挨了四刀就成了石阶，我却挨了千刀万剐才有现今模样。想成功就要经历磨难啊！"

　　走在林子里，你若仔细观察，会发现几乎每一棵树的树干上都有疤，愈是年老粗大的树，干上的树疤就愈多。树疤是怎么来的呢？也许是哪个冬天，遇上冰雷风暴，枝上结的冰太厚重，整枝折断掉落，枝与干分离的地方就出现了伤口，日久结成疤；也许是夏日午后一个雷当头劈下，把部分的枝干削去了，留下了大片的疤痕；也许是某个秋天旅人走过，用小斧劈下一枝作拐杖，留下了伤痕；也许是蚁侵虫蛀，让树干成了啄木鸟光顾的对象，出现了疤洞后，又被猫头鹰占据为家；也许是它的枝条妨碍了人们行走，被人折断锯掉，留下了斑驳或齐整的疤口……

　　原本应当是圆整光滑的树干出现了疤痕凹洞当然不好看，可是有什么办法？它无法拒绝外来的打击，只有在默默承受后，留下受苦受难的标记。

　　人也一样，由不得我们拒绝造物主在我们生命中的安排。谈恋爱时无奈的受挫、工作时遇到大环境的不景气、各种疾病的侵扰……，都会给我们带来创伤；好不容易让时间抚平了伤口，但"凡走过必留下痕迹"，总也留下永难磨灭的伤疤。

　　衣服解开，是战争时留下的斑驳弹痕，是工作时不小心受伤留下的狭长伤疤，是小时候种牛痘预防天花所留下的痘疤，是切除肿瘤以保命所留下的缝合疤痕……。伤口会愈合、痛苦会过去，但是疤痕永远在那儿，标示着曾经受过的苦难折磨。

　　树干上的疤痕虽然触目惊心，可是却无碍于老树认真积极的求生意志，那样自爱自尊，努力活出自己更美好的一生，在春天让多彩的花朵缀满一

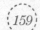

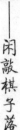

树,在夏天让婆娑的绿叶迎风起舞,秋天来时,又幻化成金黄血红,尽情地燃烧着生命,而后在冬雪覆盖前悄然坠落,以质朴高贵的本相昂然矗立在苍茫的天地间,任风雪冰霜来袭,傲然不为所动,只静静地耐心等待着下一个春天。

劈过木柴的人都知道,结疤的地方也就是木干最硬的地方,他处一斧头下去也许就劈成两半了,若斧头落在树疤处,保证像碰到石头一样,不但无可奈何,还会震得你虎口发麻,隐隐作痛。这就是伤疤的作用,它是尊贵的苦难标记,更是崭新的坚固堡垒。伤过以后,它就再也不会受伤了,成了身体最坚硬的部位,让我们可以更顽强地面对人生,迎接挑战。

一位德国哲学家曾说过:凡是杀不死我们的打击,都使我们变得更强壮。

美国有一家农场主,为了方便拴牛,在庄园一棵榆树的树干上箍了一个铁圈。随着榆树的长大,铁圈慢慢地长进了树身里,榆树的表皮留下一道深深的伤痕。

有一年,当地发生了一种奇怪的愉树病,方圆几十里开外的榆树全部死亡,唯独那棵箍了铁圈、留下深深伤痕的榆树却存活下来。植物学家对此产生了兴趣,结果发现,正是那个给它带来伤害的铁圈救了它,是它从锈蚀的铁圈里吸收了大量的铁,所以才对真菌产生免疫力。

心灵悄悄话
XIN LING QIAO QIAO HUA

树木结了疤,变得更坚硬;人经受苦难的磨炼,应该更坚强。不要畏惧困难,不要畏惧苦难,困难与苦难,是一笔财富。拥有这笔财富,就更有成功的把握。

改变命运的另一扇窗

上帝为你关上一扇门的时候，必然为你打开另一扇窗。这是一种为人处世的哲学。一个人的得与失，是守恒的，在一个地方失去了一些，就一定会在另一个地方找回一些。

人生，必然不会一帆风顺，会遇到许多坎坷。我们应该保持平和的心态来看待，"山重水复疑无路，柳暗花明又一村"，要有积极的态度面对，并全力以赴去解决。只要不放弃，就有希望走出阴霾。

上帝为你关闭了一扇门，就一定会为你打开一扇窗。其实，这是在告诉我们：与其在关着的门前流连忘返，不如去开着的窗外寻找属于自己的天空！

保罗·迪克刚刚从祖父手中继承了美丽的"森林庄园"，一场雷电引发的山火就将其化为灰烬。面对焦黑的树桩，保罗欲哭无泪。年轻的他不甘心百年基业毁于一旦，决心倾其所有也要修复庄园，于是他向银行提交了贷款申请，但银行却无情地拒绝了他。接下来，他四处求亲告友，依然是一无所获……

所有可能的办法全都试过了，保罗始终找不到一条出路；他的心在无尽的黑暗中挣扎。他知道，自己以后再也看不到那郁郁葱葱的树林了。为此，他闭门不出，茶饭不思，眼睛熬出了血丝。

一个多月过去了，年已古稀的外祖母获悉此事，意味深长地对保罗说："小伙子，庄园成了废墟并不可怕，可怕的是你的眼睛失去了光泽，一天天地老去。一双老去的眼睛，怎么可能看得见希望呢？"

保罗在外祖母的劝说下，一个人走出了庄园，走上了深秋的街道。他漫无目的地闲逛着，在一条街道的拐角处，他看见一家店铺的门前人头攒动。他下意识地走了过去。原来，是一些家庭妇女正在排队购买木炭。那一块

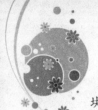
块躺在纸箱里的木炭忽然让保罗眼睛一亮,他看到了一线希望。

在接下来的两个多星期里,保罗雇了几名烧炭工,将庄园里烧焦的树加工成优质的木炭,分装成箱,送到集市上的木炭经销店。结果,木炭被一抢而空,他因此得到了一笔不菲的收入。

不久,他用这笔收入购买了一大批新树苗。一个新的庄园又初具规模了。几年以后,"森林庄园"再度绿意盎然。

对年轻的保罗来说,当他擦亮自己的双眼后,生活的道路便重新展现在他的面前?其实,人生就是这样,只要胸中还有一线希望,那么无论来自外界的不幸是怎样的沉重,无论源于自身的灾难是如何的巨大,脚下总会有一条新的道路。

这个世界上,从来没有什么真正的"绝境",无论黑夜多么漫长,朝阳总会冉冉升起;无论风雪怎样肆虐,春风终会缓缓吹拂。而对年轻的我们来说,当挫折接连不断、失败如影随形时,当命运之门一扇接一扇关闭时,我们永远也不要怀疑,因为总有一扇窗会为你打开。

心灵悄悄话
XIN LING QIAO QIAO HUA

走走停停,看看风景、赏赏虹霓、吹吹清风,然后在某个不经意的瞬间,你会发现,其实每个人都是幸福的,只是你的幸福常常在别人眼里。幸福是每一个微小的生活愿望达成。当你想吃的时候有得吃,想被爱的时候有人来爱你。总之人生要看得清晰,幸福要懂得珍惜。

在逆境中前行

在这个世界上，没有绝望的处境，只有对处境绝望的人。

人的一生当中，总会有各种各样不幸的遭遇出现。在这个世界上，没有谁是一帆风顺的，但除了经历种种困难，身边美好的画面也从未断过。如果我们的一颗心总是被灰暗的尘土所覆盖，干涸了心泉、黯淡了目光、失去了生机、丧失了斗志，那么，我们的人生轨迹又岂能美好？而如果我们能保持一种健康向上的心态，即使我们身处逆境、四面楚歌，也一定会有"山重水复疑无路，柳暗花明又一村"的那一天。

亨利曾写过这样的诗句："我是命运的主人，我主宰自己的心灵。"

是的，只有你才是自己命运的主人，只有你才能把握自己的心态，而你的心态则塑造着自己的未来。这是一条普遍的规律。我们能够把扎根于人的心灵中的思想和态度转化成有形的现实，不管这种思想和态度是什么。我们能很快地把贫穷的思想变成现实，也同样能很快地把富裕的思想变成现实。

而且，就现实的情形而言，悲观失望的人一时的呻吟与哀号，虽然能够得到短暂的同情与怜悯，但最终的结果只能得到别人的鄙夷与厌烦；而乐观上进的人，经过长久的忍耐与奋斗，努力与开拓，最终赢得的将不仅仅是快乐与成功，还有那些饱含敬意的目光。

心理学家克拉特曾经做过这样一例实验——他把一只小白鼠放到一个装满水的水池中心。这个水池尽管很大，但依然在小白鼠游泳能力可及的范围之内。小白鼠落入水后，它并没有马上游动，而是转着圈子发出"吱吱"的叫声。小白鼠是在测定方位，它的鼠须就是一个精确的方位探测器。它的叫声传到水池边沿，声波又反射回去，被鼠须探测到，小白鼠借此判定了水池的大小、自己所处的位置以及离水池边沿的距离，它尖叫着转了几圈以后,不慌不忙地朝着一个选定的方向游去,很快就游到了岸边。几次实验都是如此。

实验至此尚未结束。心理学家又将另一只小白鼠放到水池中心,所不同的是这只小白鼠的鼠须已被剪掉。小白鼠同样在水中转着圈子,也发出"吱吱"的叫声,但由于"探测器"已不复存在,它探测不到反射回来的声波!几分钟后,筋疲力尽的小白鼠沉至水底,死了。

心理学家这样解释:鼠须被剪,小白鼠无法准确测定方位,看不到其实很近的水池边沿,自认为无论如何是游不出去的,因此停止了一切努力。这叫"意念自杀"。

这样的悲剧不仅发生在小白鼠和其他动物身上,也往往不同程度地发生在人的身上。

有的人即使被厄运撞得浑身伤痛,仍一如既往地对生活怀抱着理想和希冀,没有音乐也照样跳舞。有的人与厄运甫一相触,怀里泛着金属光泽的理想顷刻间就破碎了,从此眼里只看到自己的失败,每天操着个酒瓶子躲在隐蔽的角落里诅咒命运,又或者每日"只为吃米而活着",尽做些无益之事,遣有生之涯,他们就像被剪掉鼠须的小白鼠,无限夸大了自己所遭遇的逆境,认为横亘在面前的是厄运的海洋,"无论如何是游不出去的"。对处境感到无比绝望的他们放弃了做最后一搏的信念,松开了不该亦不能松开的手,任满腔的理想、抱负、雄心壮志全部淹没在很浅很窄根本就不足以伤害到自己的"水池"里……

一个人无论遭遇怎样的逆境和厄运,一定不能绝望、轻易"淹没"自己的理想,要知道在这个世界上,没有绝望的处境,只有对处境绝望的人。

卡耐尔·桑达斯是肯德基炸鸡的创始人。随着6岁时父亲的去世,卡耐尔曲折的一生开始了。为了照顾年幼的弟弟,补贴家庭支出,他开始当起农民,进行田间劳动。卡耐尔性子暴烈,是个不实现自己的愿望绝不罢休的人。这种固执的性格,总成为他与别人争吵的原因,他为此不得不多次变换工作。

他自己经营带有餐馆的加油站,但是由于加油站前的那条道路变成背街背巷的道路,顾客剧减。65岁时,卡耐尔不得不放弃餐馆。然而,卡耐尔并未死心。他想到手边还保留着极为珍贵的一份专利——制作炸鸡的秘方。现在,他决定卖掉它。为了卖掉这份秘方,他开始走访美国国内的快餐馆。他教授给各家餐馆制作炸鸡的秘诀——调味酱。每售出一份炸鸡他将获得 5 美分的回扣。5 年之后,出售这种炸鸡的餐馆遍及美国及加拿大,共计 400 家。

当时,卡耐尔已经 70 多岁。1992 年肯德基炸鸡的连锁店在全美达 5000 家,海外达 4000 家,共计扩展到 9000 家。

这就是我们一直在讨论的"危机正是机遇"。因而,只要时时刻刻不忘记逆境思维,那么,即使陷入深渊,你也不会惊慌失措。

心灵悄悄话
XIN LING QIAO QIAO HUA

并非每一灾难都是祸,早临的逆境常是福。经克服的困难不但教训了我们,并且对我们未来的奋斗有所激励。

第十篇　阳光总在风雨后

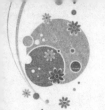
笑到最后才最好

每一个人都见过成功的彩虹,都尝过成功的喜悦,而成功的秘诀是什么呢?那就是坚持不懈的精神。笑到最后的,才是笑得最好的。

任何人都会有热情,所不同的在于:有的人只有30分钟的热情,有的人热情可以保持30天,而一个成功者却能让热情持续30年,直至终身。热情是一种巨大的力量。要想成就一番事业,离不开热情这个原动力,它能使人具有钢铁的意志和顽强的毅力。正因为如此,才能在重重阻力和各种困难面前百折不回,笑迎挫折和失败,最终到达成功的彼岸。

人在奋斗的过程中吃尽了苦头,而最后的笑声才是最甜的,最后的成功才是具有决定意义的,起初的成就和痛苦只不过都是为后来而设的基石。

很多比赛往往是先胜而后败,结果落得个一无所有,连最初的一点小胜也白搭了。这时需要总结失败的真正原因,奋起再战,以期待下次最后的微笑!

人性丛林中的竞争过程很重要,但结果更为重要,甚至可以说结果决定了你的过程。结果一无所有,那么你的过程也就毫无意义。结果是成功的,你的过程才有存在的价值和意义。比如,有人少年得志,在商场上先是如鱼得水而大赚,后来却大赔,最终穷困潦倒而一无所有,那么众人会怎么评价他呢?

因此,争取"做最后的胜利者"才是我们在人性丛林中行走的最高战略目标。为了达到这个战略目标,以下几点是应该注意的:

首先,不要过于看重某一次胜利。如果能取胜尽量取胜,当然不必要放弃,因为胜利可以增强我们的自信心、提高士气;如果这个胜利的意义不是很大,跟取得"最后的胜利"相冲突或无关系,且又消耗体力、脑力,那么我们完全可以放弃这个胜利。

其次,也不要过于看重某一次失败。一次小小的失败对"最终的胜利"

并没有太重要的影响，那就让它去失败吧。

再次，要站在战略的高度，时刻认识现在是处于什么阶段，该如何去实施战术。要对战局有一个清醒的认识，而不是眉毛胡子一把抓，稀里糊涂，甚至当"最后的决战"到来时仍不知道，这样势必会贻误战机而走向失败。

最后，要保住每次的作战结果。因为，只有每次一点一滴的积累战果，才能将自己的实力壮大而做最后的决战。人有一个通病就是好战，一旦取得了一次胜利，便试图梅开二度。万一下次失败怎么办呢？所以必须仔细衡量，以保住目前战果为佳。人的一生也是这样，"最后阶段"的胜利也是由人生不同阶段积累而得来的，前半生失败，到了老年再去争取胜利，还有力气吗？毕竟，没有战果的战争根本不算胜利。

总之，但愿你能笑到最后，你将笑得最甜！

从毛毛虫蜕变成蝴蝶，是一个艰难的、痛苦的过程，但它并没有因此而放弃，而是凭着坚持不懈的精神，最终赢得了美丽；蚌壳里钻进了一粒细小的沙粒，使泌不断地分秘汁液，这种过程是一种折磨，是一种煎熬，但它并没有向困难低头，而是凭着坚持不懈的精神，一层一层地包裹着这粒细小的沙，最终它孕育出了绚丽夺目的珍珠。

事实证明，无论多么艰难的事情，只要你有着坚持不懈的精神，你就一定会战胜困难，收获成功的硕果。

海伦·凯勒是一个在无声的黑暗世界里摸索的少女。她并没有因此而自暴自弃，而是以她惊人的毅力和坚持不懈的精神，掌握了许多的知识，创造了生命的奇迹。

贝多芬，这位著名的音乐家，创作了许许多多优秀的音乐作品。风华正茂的他，面对失聪这一致命的打击，并没有向命运低头，而是更加努力地创作音乐，凭着坚持不懈的精神，他创作了举世闻名的《命运交响曲》。这是他心灵的呼唤。

爱迪生，这位给人类世界带来光明的科学家，在他发明电灯的时候，屡次碰壁。面对 2000 多次的失败，他并没有放弃，仍然执着地追求着，废寝忘食地钻研着，终于，他凭着自己坚持不懈的精神，取得了成功。从此，人类的夜晚不再只有黑暗陪伴，而是变得更加美丽，更加明亮，更加繁华。

蒲松龄，曾先后参加了四次科举，却从未及第，但他并未因此颓废，而是要立志完成一部"孤愤之书"，于是他在镇纸上刻着这样一副对联："有志者，

第十篇　阳光总在风雨后

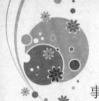
事竟成,破釜沉舟,百二秦关终属楚;苦心人,天不负,卧薪尝胆,三千越甲可吞吴。"他以此自警自勉,最终,凭着自己坚持不懈的精神,完成了一部宏伟著作——《聊斋志异》。

　　愚公移山、精卫填海,都告诉了我们这样一个道理:坚持到底的笑容才是最灿烂的。

心灵悄悄话
XIN LING QIAO QIAO HUA

　　人生不可能是一条平坦的大道,路上总是布满了荆棘,但是阳光总在风雨后,只要有着坚持不懈的精神,我们一定会越过那些山和海,看到成功的彩虹。

为自己鼓掌

有一位美国作家，他是靠着为报社写稿维持生活的。他给自己定了一个目标，每周必须完成两万字。达到了这一目标，就去附近的餐馆饱餐一顿作为奖赏；超过这一目标，还可以安排自己去海滨度周末。于是，在海滨的沙滩上，常常可以见到他自得其乐的身影。

作家劳伦斯·彼德曾经这样评价一些著名歌手：为什么许多名噪一时的歌手最后以悲剧结束一生？究其原因，就是因为，在舞台上他们永远需要观众的掌声来肯定自己。但是由于他们从来不曾听到过来自自己的掌声，所以一旦下台，进入自己的卧室，便觉得凄凉，觉得听众把自己抛弃了。这一剖析，确实非常深刻，也值得深省。

给自己鼓掌，决不同于自我陶醉，而是为了强化自己的信念和自信心，正确地评价优点自己的能力。当你做出了成绩，千万别忘了给自己鼓掌。告诉自己"你干得好极了""那真是一个好主意"，让自己被这种内在的诠释所激励。

人生是一个偌大的舞台，台下有很多眼睛评议着每个人的言行举止，也有很多掌声等待着为你响起，可是，生活中的掌声，向来都是吝啬又挑剔的，不是随便为之响起来的。一个人的一生想要在生活和事业上不断地获得掌声；鲜花处处时时为你盛开，那恐怕比登天还难。我们虽然不可能做一个常胜将军，不可能永远是掌声的拥有者，但是我们可以做一个生活的强者。生活的强者非圣人，无论是谁，都需要掌声来鼓励、鲜花来祝贺。但是，掌声并非说来就来，它常常与我们做游戏，当以成功者的姿态站在人生这个舞台时，掌声才会为你响起，鲜花才会为你盛开；而当你失败时，掌声就会远离，鲜花也会为你羞涩。然而，生活中的失败者居多，这就需要一种崇高而自信的心境。

我们在失败的驿站里，应该学会为自己鼓掌，为自己献花，让自我扬起永远向前的风帆。人生总是客观公正的，每一分钟都有人成功，也都有人失败；每一分钟都有掌声响起，也都有风云叠起。在人生旅途中，以心为灯，以血为油，永恒的求索，永恒的为自己鼓掌。忧伤了，你可以到幽深的林道上散步，对着森林为自己鼓掌，小鸟听得见，溪水也听得见；失意了，你可以到博深的大海里游泳，对着蓝天为自己鼓掌，风听得见，浪也听得见。让自己远离流言蜚语，给自己一份明澈的心境。黎明时出发，为自己鼓几声掌，黄昏时等待，为自己鼓几声掌，你就会在自己的掌声氛围中，燃烧成功的火，熄灭失败的烟。

我们随时扮演生、旦、净、末、丑的角色，没有人代替，一切都在自己手中。天堂里的圣火照不亮炼狱里的受难者，唯有为自己鼓掌才能超度。诚然，我们在一生中都有可能获得掌声，只是获得的次数不等。我们都是食人间烟火的凡人，仅仅是别人的掌声，仅仅是别人送来的鲜花，那是永远不够的。人都很脆弱，像一株贫瘠土地上的小草，是多么需要掌声的水来浇灌、鲜花的肥来扶植。我们必须乐观对待一切，必须为自己多一点掌声。当你置身于"山重水复疑无路"的困境里，要为自己鼓掌，增加你的自信、力量，蓦然回首，你已经站在"柳暗花明又一村"里，感觉为自己鼓掌真好！

人生多磨难，我们要不断为自己鼓掌，风又如何，雪又如何，依然闲庭信步，路会越走越宽，越宽越亮。

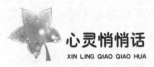

心灵悄悄话
XIN LING QIAO QIAO HUA

每个人都演绎着不尽相同的故事，也许你的故事很不起眼，尽管你演绎的人生不是灿烂夺目的，但请记得为自己鼓掌。成功不是偶然，失败更不是终结，请为自己鼓掌，为自己的勇气、梦想、执着留下掌声，为演绎更美好的明天留下掌声。

第十一篇　学会"清理"记忆

　　正所谓:宠辱不惊,闲看庭前花开花落;去留随意,漫随天外云卷云舒。人生若能如此,那么将会是多么的完美和幸福呀! 靠得住,实为可贵,珍惜的事务切勿忘记;丢得下,实为应该,废弃的东西应及时摒弃。

　　生命是一种过程,一种吐故纳新的过程,即吸取有道理的,积累应该堆积的,淘汰那些个糟粕。

　　忘记别人对自己的不敬,牢记别人对自己的恩惠和帮助,忘记自己过去的辉煌和成就,铭记今天的责任。

静思的艺术

我们所做的每一件事都取决于思考的质量。

如果思维不清，势必被人左右。

不幸的是，很多人从未想过他们是如何思考的。这就难怪他们容易被挫折、痛苦、无助和失财所困扰。

静，对于一个需要思考的人来说是很重要的。静下心来，静静地去思考，思路的条纹显而清晰，思考的问题，便如康庄大道——为你打开。心静，不为碎事而烦恼；心静，不被烦恼而困扰；

静静地思考是一种独特的认知技能，是一种反思的能力。

进行静思的人，不会盲从附和或盲目相信权威。他们对信息抱有怀疑、求真的态度。他们懂得发现和分析问题。他们更能作出理性的判断及选择，并能得出经得住考验的结论。

当我们遇到一些烦恼，请不要着急，不要浮躁，不要冲动，轻轻地深呼吸，轻轻地呼气，冷静下来，让心静下来，静静地思考。不要被浮躁的坏分子误导了情绪，不要被冲动这小鬼引诱了情感。只要静静地，静静地想，心情会慢慢变得流畅，问题就会随着流畅的思想、清晰的条纹而一一解开。

学会一个人静静地思考，将有助于提高我们的思考质量，从而帮助我们实现我们的目标和雄心壮志，令我们做出更明智的决定，同时理解到他人是如何努力企图影响我们的思想的。一个人静静地思考，也将帮助我们把握我们的人生，例如如何与人相处，乃至把握自己的各种情绪。

现在，是到了该发现自己对人生的思考的能力及其角色的时候了。我们有能力实现更有意义的人生目标，成为一个更加出色的解惑者，更明智地运用自己的能力，逐渐不被他人所左右，并获得更加充实、幸福和安全的生活。

静，使我们在宁静淡泊的休憩之后，带着一种宽容、超然、含蓄、坚定

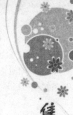

的态度，在生命现实的道路上继续前行。

　　静思的夜晚，无边无际的思绪到处蔓延，是谁牵着它回首走过的路？记住那些给你温暖和帮助的人们，送上默默的祝福；遗忘那些伤害吧，未来的人生，让阳光照亮心扉，把真切和从容揣上。记住"离开平凡一切都很渺小"箴言，我们一起神游天下。

　　一片净土，一个港湾，就是一个可以安歇的地方。

　　脱离世界的繁杂，脱离工作的劳累，回归自己心灵的安宁吧！

　　珍惜生命，珍惜时间，不随世事漂泊。

　　在这样的地方这样的时间里开始温馨的生活。

心灵悄悄话
XIN LING QIAO QIAO HUA

　　如果我们总是把事情想到最坏，把自己弄得很忧郁，如果是这样的话，请不要那样想，不要让忧郁渗透你的脑袋，蔓延你的身心。静下心来，请相信，你并不是只有一个人。请睁开你的眼睛，看看这七彩缤纷的世界；请用你的耳朵，轻轻地聆听弥漫周围关心地慰语。把心里的那扇小窗户轻轻地打开，让空气流通一下。不要出声，不要说话，就让暖流偷偷地跑进去吧！就让自己好好感受这暖暖的气息吧。

焦虑——闲敲棋子落灯花

"忘记"的智慧

有这样一个真实的故事,说的是一对瑞典籍夫妇和一对奥地利籍夫妇在登山途中遇到了巨大的雪崩,凭着平时练就的敏捷身手,他们躲过了这一劫难,但却在奔跑中陷进一个无法攀爬出来的山洞中。

面对残酷的现实,两对夫妇经过痛苦的思考后,开始了他们与世隔绝的新生活。他们不再提洞外的事,而是像平时的生活一样,每天按时作息,把洞当成自己的家,起床、打扫、唱歌、跳舞、讲故事,各种日常活动井井有条。

不知不觉中,一周过去了,一个月过去了,两个月过去了……但爬出去或等来救援人员的可能却一点迹象也没有。携带的食物已经吃光,他们便开始在洞中寻找食物。老鼠、虫子、掉进洞内的鸟的尸体,凡是能吃的,他们都找来充饥。渴了,就去砸洞壁上的冰碴。他们开始完全忘掉目前的生活环境,只是牢记应想方设法维持自己的生命。而在他们遥远的家乡,亲友们以为他们早已死去,并且在每年的"忌日"祭祀他们。

就这样不知过了多久,突然有一天,一场雪崩冲塌了洞的另一出口。四人很快得到救援,返回了各自的家乡。当人们询问他们活下来的秘诀时,他们的回答很平静:"其实没什么秘诀,只不过是在洞中的日子里我们学会了忘记。忘掉周围的环境和自己的遭遇,记住属于自己的生命。"

"学会忘记",这几个字看似简单,然而它却是在艰难困苦之中对生命健康延续的精确总结。

只有懂得感恩和珍惜的人,才能获得人生最大的收获——快乐和幸福!学会忘记,让身心轻松;懂得舍得,让生活变得和谐美丽。

忘记是一种风度,舍得是一种智慧。更要懂得舍得的真谛,懂得忘记的心灵升华,让精神得到提升,懂得舍得会活得很精彩。学会忘记,懂得舍得。

记得有一句话说得非常好:牢记是一种责任,淡忘是一种智慧。

忘记是一种记忆的洒脱，一种胸怀的和境界的开阔，一种绅士的风度和勇气的超脱，一种对过去和成功的淡然处之，一种对痛苦和忧愁的嘲讽和不屑，一种对人生轻轻松松处世之真谛。

其实，生活的本身就是在于不断地吸取、积累和淘汰。生命是一种过程，一种吐故纳新的过程。就是吸取有道理的，积累应该堆积的，淘汰那些个糟粕。正是因此，人生难免有所为，有所不为；不学会忘记，也就不会记住；这是生活的辩证法，也是生活本身的规律所在。我认为在很多时候，人们不仅要学会忘记，更要学会懂得舍得。

忘记是一种风度，舍得是一种智慧。

人要想让自己的一生过得快乐和幸福，就必须记住该记住的，忘记该忘记的，改变能改变的，接受不能够改变的。这不仅是一种胸怀，更是一种境界。忘记是一种心灵超脱的修养，舍得就是一种心灵的升华；忘记是一种优秀的品德，舍得就是一种绝好的心态；忘记是一种对生活的态度，舍得就是一种为人处事的最高境界。

做到能忘记处且忘记，能饶人处且饶人；能舍得之时，就一定要舍得，绝不回头。能牢记的一定要铭刻在心底，能施人处且施人。

不仅要学会忘记，更要懂得舍得的真谛。那样人生将会更加的真实与完美！因为无欲无求，活得淡然，活得舒坦，也会活得精彩！

 心灵悄悄话
XIN LING QIAO QIAO HUA

为什么很多人会对一些伤心的事记忆深刻，甚至终生难忘，而对那些美好的回忆却是淡淡的，甚至有时竟会想不起来？如果人脑像电脑一样能把过去一些伤心的记忆删除，保留那些美好的记忆，岂不是一件快乐的事？

从"零"开始，向快乐出发

燕雀、荆棘和海鸥听说大海是个广阔的市场，到那里能挣到很多钱，于是它们决定一起去闯荡一番。

燕雀变卖了所有的家当，又四处奔波，东挪西借，凑到一笔本钱带上了；荆棘想做服装生意，于是进了各式各样的衣服；海鸥想："海上的食物很单调，我就贩卖罐头吧，不会变质，肯定受欢迎。"于是，它们怀着各自美好的梦想上船了。

然而，它们的美梦很快就泡汤了，一场突如其来的暴风雨把它们的船打翻了，燕雀装本钱的箱子，还有荆棘和海鸥的货物全都沉到了海底。唯一幸运的是，它们三个都平平安安地回到了陆地上。

燕雀垂头丧气，担心遇到债主，白天就躲藏起来，到了夜深人静的时候才谨慎地出来觅食；荆棘一直在想，说不定自己的衣服被海上的人捡到了穿在身上，于是派它的亲戚朋友站在路边，有人路过就拉住别人不放，看看究竟是不是自己的衣服；海鸥也心有不甘，整天在海上盘旋，琢磨着罐头可能会沉到什么地方，时不时潜下水去寻找。

它们一直都这样，以至于它们的后代还在不停地逃避和寻找失去的东西。

超越自己最重要的是超越昨天，忘记过去。不要因为昨天的失去而逃避今天，要给全新的今天一个全新的自己。对过去耿耿于怀的人，只能继续痛苦下去。超越过去、超越自己的人，才能拥有翻身的机会。

忘记过去，重新开始。给自己定一个起点，向快乐出发。

生活是为了快乐，"快乐"二字才是人生永恒的主题。它的含义应该是自己快乐，也给别人带来快乐。

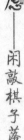

快乐不是奢侈品，很容易就在身边。快乐不是凭空掉下来的，不能守株待兔。快乐的人不是什么都拥有，而在于心态如何。

这就需要勤奋干事，平淡做人。只要每一天把握好自己的心态，就等于过好了一生。

地球每天都在转动，事情每天都在发生，高兴的、不高兴的所有的事情纠缠在一起就是生活。

好心情仅靠"知足者常乐"是不够的。

有位作家说过，"生活离不开遗忘、宽容、面对六个字"，随遇而安、一切顺其自然也是常乐的法宝，自己给自己奖励、自己为自己喝彩，孤芳自赏自我陶醉也很有效！

就算再苦，就算再累，就算在自己的成长历程。

起码，他们都已经过去、成为所谓的过去式，不再是什么进行时，虽说自己不知道他会不会成为将来时，一切都不是很明了，一切现在都很模糊。但是一个人最为重要的就是过好现在，过好自己正在运行的每一天，珍惜好现在的每分每秒。

老是想着过去又有什么用，除了回忆，又能增加什么；除去回味，又能改变什么。

过去的已经永远的埋进了历史的角落，属于自己的就是将它彻彻底底地放下，放下它，自己才会过得更好，忘记他，自己才会心无杂念的增添干活的激情。

不要说什么想忘而不能忘，没有那么的刻骨铭心，就算再痛，我们也只能叫他们痛一时，却不可以叫他痛一世。

因为人生的道路很漫长，漫长的没有那么多的时间去浪费，也没有那么多的时间去埋怨。因为人生是一条道路，是路自然就在所难免的有所曲折与坎坷，要不就是人工加力，为你改变成了康庄大道，改成了平坦宽阔的公路。

没有能力谁又会为你改变，他们就算要改，也要你配得起那份殊荣。

忘了过去，一切重新开始，这才是我们真正正确的决定，不要老是拿着以前的那些点点滴滴来说事。过去并不重要，重要的是现在。现在过得好才是真的好，就算你以前过得很好，现在变得潦倒，属于你的还就是现在的潦倒，不会是从前的美好。所以珍惜现在，过好正在进行的每一天，才是我们需要去做的。

忘了过去，过去不要想，去想没有用，过好现在，创造未来才是我们努力的方向，才是我们的追求。所以劝告那些沉浸在过去无法自拔的人们，忘了吧！放手吧！放下过去的一切，让我们从"零"开始，向快乐出发，共同开启我们美好的明天。

心灵悄悄话
XIN LING QIAO QIAO HUA

　　面对生活，不管是阳光明媚、还是阴雨霏霏，什么时候都不能自己跟自己过不去，什么情况下自己都要给自己的思想留有出路，天天做自己的上帝，快乐就会风情万种地围绕在身旁，快乐就会无处不在。

开心就在转念之间

"转念一想"是一种敢于坚持自我性情的执着。一剪寒梅,傲立雪中,它拒绝在百花争艳的春天与世俗争美,哗众取宠。不畏冬雪的压迫,不怕寒风的摧残,它于苍茫大地上傲然独放,成就了无与伦比的绝佳风景。

倘若梅花随波逐流,在寒冷的冬日,我们就不可能闻到那铮铮铁骨散发的淡雅清香,梅花的"转念一想"让它不畏寒冷,无惧困难。很欣赏"雷锋传人"郭明义全心全意为社会服务却不被人们所理解的那份"转念一想"的淡然。

追逐心的方向,坚持自己的正确选择,走自己的路,让他人去说吧! 这让我想起了台湾歌手周杰伦,当初打拼时他没有被大腕看好,仍坚持不懈,写词谱曲。如今,他已是家喻户晓的当红歌星。或许正是当初他的"转念一想",让他不管流言蜚语,不顾泪汗交织,卸下"非议"的重壳,努力追寻梦想,执着地一步一步向前走,最终找到了属于自己的舞台。

然而,现实生活中,我们常常被外物所左右,停止了向前的脚步。因他人的闲言碎语而怀疑自己,踟蹰不前,忘却了奋进的执着;因外人鄙夷的目光而缩手缩脚,丧失了追求的热情。

汪国真说:"不去想是否能够成功,既然选择了远方,便只顾风雨兼程。"朋友,当你徘徊于十字路口时,千万不要做盲目的"跟风者"。坚持你的理想,追寻前进的方向,这才是最重要的。

比别人多一点的,是幸福。比别人少一点的,也是幸福。曾经,我们的思维方式和处世方式影响了我们对幸福的感知能力。幸福经不起你刻把尺子去量,它有一颗比磨难更敏感的心,你对它挑剔,它就弃你而去。

要获得幸福并不难——对他人宽容些,对自己宽容些,对生活宽容些,幸福就藏在你自己的心里。

在日本，有一位费尽周折仍然找不到工作的失业青年，后来在朋友的介绍下进入一家汽车销售行做推销员。这位生性腼腆、木讷的小伙子，在被客户拒绝过几次之后，似乎变得更加木讷，甚至胆怯起来，最后在忍无可忍之际，他决定躲到乡下住两天，然后回来辞工。

就在乡下的那两天，一次，他看见田野里几个小孩子正把暖水瓶中的温水朝着一只青蛙慢慢倒去。这些顽皮的孩子的举动带有明显的对青蛙的欺侮之意，但令人惊奇的是，那只青蛙不仅没有逃开，反而扬起头微闭住眼睛，表现出一副非常享受的样子。

这个小伙子大受触动，原来青蛙是冷血动物，当有温热的液体淋遍全身时，它的表现无异于人类的温泉之浴。他联想到自己眼前的处境，那些人的拒绝与冷眼不正像小孩子们淋下的水，被当作欺侮是一种心境。被当作温泉之浴又将会是一种心境，境由心生，就看自己如何取舍。

从乡间返回后，小伙子开始给自己订下一个计划——每天拜访 100 位客户。

就在这个计划执行途中，他发现连平时抽烟的习惯都是浪费时间，于是毅然戒烟。这个小伙子就是日后成功地成为日本第一位独立销售一万辆汽车纪录的保持者，人称"汽车销售之神"的奥诚良治。

"转念一想"的效果就是这样神奇。它真是一种绝妙的思想方法，让人们换一个角度看待事物，不钻牛角尖，豁达宽容，永远心明眼亮，用更好的方法处世。

试着用用"转念一想"，你会变得快乐、成熟。比如，出门无车，不必烦恼，给自己一个意念："走路可以锻炼身体。"粗茶淡饭，不必发愁，给自己一个意念："用不着因身体发胖而想方设法去减肥。"没有好衣服，不必叫苦，给自己一个意念："外出挤车不用担心弄脏弄破。"居室内未铺瓷砖、地毯，不要感到寒酸，给自己一个意念："进进出出不必换鞋，方便极了。"

转念，是站在别的角度思考，也是站在别人的角度来思考。每个人的心中，都有意念，这个"念"字，是今日之心，主导人的内心思想。意念之转，能够消弭沮丧，不再失意，能够圆融通达而让气氛和谐，因为包容而造福他人。

转念，是学习不受外在的控制，产生内在的力量，它是积极向上的，因为沉沦向下只会随波逐流。转念，是"意在当下"，当下最重要，因为你不会知

第十一篇　学会『清理』记忆

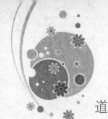

道明天会发生什么事,所以也不必在意昨天的种种的不顺。转念是改变,若不能改变现状,何不改变心境。乐观、豁达、幽默、为别人着想是转念的四个工具,执我、固守、争辩、放弃是转念的四个敌人;为问题找到方法,为困境寻找方向,为阴晦打开一扇窗。一条康庄大道固然很好,但在逆境中,转个弯也许会发现新的契机与奇迹。

 心灵悄悄话
XIN LING QIAO QIAO HUA

千万不要认为转念一想是阿Q精神,对之嗤之以鼻,恰恰相反,这在心理学上非常重要,这是用智慧排解烦恼和痛苦,用智慧捕捉快乐,是最高层次的生活水准。

点石成金的期望效应

心理学家曾做过这样的一个研究：他们到一所小学，在一至六年级中各选 3 个班级，并告知老师说他们要在学生当中进行一次"发展测验"。心理学家在一个班级里随便走了几趟后，就在学生的名单上圈出了几个名字，并以赞美的口吻告诉他们的老师，这几个学生的智商非常高，很聪明。8 个月后，他们又来到这所学校进行复试，奇迹发生了：发现当时被他们称为"智商高"的学生成绩都有了显著进步，而且性格开朗、敢于发表意见，与老师的关系也相当融洽。这时，心理学家才对老师说，其实自己对这些学生一点也不了解，也设做过什么所谓的"发展测验"。老师们很是吃惊！

事实上，是心理学家进行的一次期望实验。心理学家提供给教师的所谓"高智商"名单是随机抽取的。由于心理学家在教师心中有很高的权威，老师对他们说的话深信不疑，因而对心理学家所指出的那些"高智商"的孩子给予了很高的期望。教师始终把这些名单放在心上，在教学中像对待聪明孩子一样对待他们；这些孩子也感受到了教师的这份期望，认为自己是聪明的，从而提高了自信心和对自己的要求，在行动上不知不觉地更加努力，最终真的成为优秀的学生。

这个令人惊叹的实验就是著名的"期望效应"又称"罗森塔尔效应"。心理学家罗森塔尔最早在老鼠身上发现了这个现象，他把一群小白鼠随机地分成两组：A 组和 B 组，并且告诉 A 组的饲养员说，这一组的老鼠非常聪明；同时又告诉 B 组的饲养员说他这一组的老鼠智力一般。几个月后，教授对这两组的老鼠进行穿越迷宫的测试，发现 A 组的老鼠竟然真的比 B 组的老鼠聪明，它们能够先走出迷宫并找到食物。后来他又把这种效应拓展到人的身上，发现不论是在人还是动物身上，期望都能够发挥作用。因为他的伟大研究结果，就以他的名字命名了"罗森塔尔"效应。

心理学家谢里夫曾经做了一个很有名的实验，在实验中他要求大学生

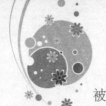

被试对两段文学作品做出评价,他事先告诉学生们说:第一段作品是英国大文豪狄更斯写的,第二段作品则是一个普通作家写的。而事实上,这两段文学作品都是出自大文豪狄更斯之手,但受了暗示的大学生被试们却对两段作品做出了极其悬殊的评价:大学生们给予了第一段作品极其宽厚而又崇敬的赞扬,而对第二段作品则进行了十分苛刻又严厉的挑剔。这一实验论证了,暗示会极大地影响人们的心理和行为。

曾经有心理学家在实验室中做过这样的一个实验,心理学家反复地请被试喝大量糖水,然后对被试进行检验,结果可以发现被试的血糖增高了,还出现了糖尿和尿量增多等生理变化。然后,停止给被试喝糖水,并等待使其生理状况恢复正常,但对被试保密这一结果,并用语言来暗示被试,对被试说"尽管现在没有让你喝糖水了,但是积在你体内的糖分依然很高,过一段时间,血糖仍会增高,你还会出现糖尿,尿量也会继续增多"。接着对被试再次进行检验,发现被试又出现了饮用大量糖水后才能引起的生理变化。这一实验表明,语言暗示可以代替实物,给人脑以兴奋的刺激,虽然被试没有再喝糖水,但人脑仍参与了体内糖的代谢活动。这就是我们常能看到的某些人服用了假的安眠药仍然能安然入睡,因为他相信这药是可以使他入睡的,这就是我们平常所说的"安慰剂"效应。

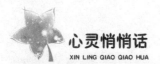

心灵悄悄话
XIN LING QIAO QIAO HUA

日常运用中它通常被简单的归结为一句话:说你行,你就行,不行也行。如果你成了一名教师,期望效应将对你十分有用。近年来提倡的"赏识教育"就是以期望效应为基础的。期望效应也能给教育者一些启示,家长应该给予孩子更多的鼓励和期望,告诉孩子们他们是聪明的、有能力的;让孩子们对自己增强自信心,对自己的人生前途更充满希望。在教学实际中,教师也要用对待聪明学生的态度方法对待所有的学生,多给他们一些积极的期待,学生们将会越来越聪明,成为闪闪发光的金子。

无须为将来烦恼

在现实生活中,有一些人一发现自己有快乐、幸福的感觉之后就感到奇怪,想知道是不是什么地方出了毛病,并开始怀疑这种感觉能否持久。拥有幸福的人感到的是一种强烈的恐惧,以至他们不能把握住幸福,他们几乎是在获得了幸福的那一刹那就失去了它。

很大程度上,我们心灵平静的程度取决于我们能否生活在现在时。无论昨天或去年发生了什么,明天也许会发生或不发生什么,你身处的都是现在时,永远如此!

毫无疑问,我们许多人都已精于将大部分生活花费在为各种各样的事焦虑的"神经焦虑"艺术上。

我们让过去的问题和未来的忧虑来控制我们的现在时刻,如此以致以焦虑、受挫、沮丧和不抱希望而告终。另一方面,我们搁置了我们的满足感,我们固有的优势以及我们的幸福快乐,经常说服自己"有朝一日"会比今天更好。不幸的是,这种告诉我们去指望将来的同一心理运动只会使我们重复过去,以至于"有朝一日"永远不会真的到来。约翰·列农曾说:"生活是在我们忙于制定其他计划时所发生的一切。"当我们忙于制定"其他计划"时,我们的孩子们在成长,我们所爱的人在离去或死亡,我们的身体在走形,我们的梦想在逝去。简言之,我们错过了生活。

许多人将生活过得如同是为了以后某一日的彩排,它不是。实际上,没人能够保证他或她明天仍在这里。现在是我们所拥有的唯一时间,也是我们能够加以控制住的唯一时间。当我们的注意力处于现在时,我们就会将恐惧从我们的头脑中排除出去。恐惧就是我们对于未来可能发生事件的忧虑。

为了战胜恐惧,最好的策略便是学会将你的注意力拉回到现在时。马克·吐温说:"在我的生活中,我经历了一些可怕的事,只有一些事真的发生

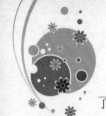
了。"这表达得很明确：无须为将来而烦恼。实践一下将你的注意力保持在此地此时，你的努力将产生巨大的益处。

如果天上的星辰一生只出现一次，那么每个人一定都会出去仰望，而且看过的人一定都会大谈这次经验的庄严和壮观。传媒一定提前就大做宣传，而事后许久还大赞其美。星辰果真只出现一次，我们一定会早做准备，决不愿错过星辰之美。

现实情况是它们每晚都闪亮，所以我们好几个月都不去抬头望一眼天空。

正如罗丹所说的："生活中不是缺少美，而是缺少发现。"不会欣赏每日的生活是我们最大的悲哀。其实我们不必费心地四处寻找，美本来是随处可见的。

可惜的是，生活中的此时此地总是被忽略，我们无意中预支了"此刻的生活"。想一想吧，早上还没起床时，你就开始担心起床后的寒冷而错失了被子里最后几分钟的温暖；吃早餐的时候，你又在想着开车上班的路上可能会堵车；上班的时候，就开始设计下班后怎么打发时间；参加派对又在烦恼着回家路上得花多少时间了。

我们总是生活在下一刻里。我们急着等周末来临、暑假来临、孩子长大、年老退休。等我们老时，我们真的也可以说是："我真是等不及要去死了！"

弗莱特认为，现代人之所以不能拥有此刻的美好的生活，是因为我们总是担心时间不够，就像我们总是觉得钱不够一样。学习享受已经拥有的时间、金钱与爱是我们最重要的一课。

曾看过这样一个经典的故事：飞机正在白云之上翱翔。机舱内，空姐微笑着给乘客送食品。中年人细细地品尝美食，而邻座的年轻人却愁眉苦脸地望着窗外的天空。

中年人颇为好奇，热情地问："小伙子，怎么不吃点儿？这伙食标准不低，味道也不错。"

年轻人慢慢地扭过头，不无尴尬地说："谢谢，您慢用，我没胃口。"中年人仍热情地搭讪："年纪轻轻的怎么会没胃口？是不是遇到什么不开心的事啦？"

面对中年人热心的询问，年轻人有些无奈："遇到点儿麻烦事，心情不太好，但愿不会破坏了您的好胃口。"

中年人非但不生气，反倒更热心了："如果不介意，说来听听，兴许我还能给你排忧解难。"

年轻人看了看表，心想：还有一个多小时才能到目的地，聊就聊聊吧。

年轻人说："昨夜我接到女朋友的电话，说有急事要和我谈谈。问她有什么事，女朋友表示见了面再说。"

中年人听后笑了："这有什么犯愁的呀？见了面不就全清楚了吗？"

年轻人说："她可从来没这么和我说过话。要么是出了什么大事，要么就是有什么变故，也许是想和我分手，电话里不便谈。"

中年人笑出声："你小小年纪，想法可不少。也许没那么复杂，是你想得太多了。"

年轻人叹道："我昨天整个晚上都没合眼，总有一种不祥的预感。唉，您是没身临其境，哪能体会我此刻的心情。您要是遇到麻烦，就不会这样开心啦。"

中年人依然在笑，"你怎么知道我没遇到麻烦事？也许你的判断不够准确。"说着，中年人拿出一份合同，"我是去广州打官司的。我们公司遇到了前所未有的大麻烦，还不知能否胜诉。"

年轻人疑惑地问："您好像一点儿也不着急？"

中年人回答："说一点儿不急是假，可急又有什么用呢？到了之后再说，谁也不知道对方会耍什么花样。可能我们会赢，也可能一败涂地。"

年轻人不禁有点儿佩服起眼前这位儒雅的绅士来。一晃几十分钟过去，到达了目的地广州，中年人临别给了年轻人一张名片，表示有时间可以联系。

几天后，年轻人按照名片上的号码给中年人打了个电话："谢谢您，张董事长！如您所料，没有任何麻烦。我女朋友只想见见我，才出此下策。您的官司打得怎么样？"

张董事长边笑边说："和你一样，没什么大麻烦。对方已撤诉，我们和平解决。小伙子，我没说错吧，很多事情面对了再说，提前犯愁无济于事。"

年轻人由衷地佩服这位乐观豁达的董事长。

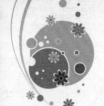

所谓"自寻烦恼"大抵说的就是这个意思。许多烦恼和忧愁都是自己给自己套的枷锁，是一种无意义的自我折磨，无异于将自己置于虚拟的精神罗网之中。与其忧虑未来不如好好把握现在，也许事情还有可能出现转机。所以，在人生的储蓄卡上，请不要预支烦恼！

心灵悄悄话
XIN LING QIAO QIAO HUA

　　人一生可能有许多烦恼的事情，然而有多少事情是真正应该烦恼的呢？很多人会担心自己将来会怎样怎样，或者又为以后可能发生的不幸而担忧。这真是太傻了。人生不过匆匆数十载，何必要透支烦恼呢？

第十二篇　迎着阳光前行

　　清晨，让我们勇敢推开自己久闭的门，走出去，那令人愉悦的空气带着花草露水的芳香扑鼻而来，好不令人惬意。

　　人！要活就应活出一种气概、一种精神。特别是当你徘徊在黑夜和黎明之间，摇摆在正义和邪恶的边沿，阳光就像一曲芬芳的福音，招魂的魅力点燃贫瘠的思想。

　　让我们带着爱勇敢地向前。迎着温暖的阳光前行，那影子永远被你我抛在了身后，即使长路漫漫，脚印总也灿烂，像晴朗夜空的星星，像蕾初绽。

别忘了欣赏路边的风景

苏格拉底和拉克苏相约,到很远很远的地方去游览一座大山。据说,那里风景如画,人们到了那里,会产生一种飘飘欲仙的感觉。

许多年以后,两人相遇了。他们都发现,那座山太遥远太遥远。他们就是走一辈子,也不可能到达那个令人神往的地方。

拉克苏颓丧地说:"我用尽精力奔跑过来,结果什么都不能看到,真太叫人伤心了。"苏格拉底掸了掸长袍上的灰尘说:"这一路有许许多多美妙的风景,难道你都没有注意到?"

拉克苏一脸的尴尬神色:"我只顾朝着遥远的目标奔跑,哪有心思欣赏沿途的风景啊!"

"那就太遗憾了!"苏格拉底说,"当我们追求一个遥远的目标时,切莫忘记,旅途处处有美景!"

人生就是一场旅行。我们时常为了达到自己的目标而一路急驰,却忘记了欣赏路边美丽的风景。人生短短数十载,何必为那些风花雪月的事暗自伤神,何必为了那些永远无法得到的人和事耿耿于怀!

人生在世总有失有得。记得曾有位作家说过:在人的一生中,失去比获得更为必要,种子消失后才会发芽。只有从来没有的东西才不会失去,一旦有了得就一定会有失,人生本就是失得轮回。在这个世界上,即使用心认真,也必定会有失去的时候,所谓百得总有一失,百失总有一得,塞翁失马焉知非福?

人总要成长,总有很多选择的机会,不必在意有得或有失,而应在意学习怎样让得失不影响到你的心情和生活。忘记是在哪里看到过这样一句话:什么都来一点的人什么都得不到。

失落身外之物,而不至于失去自我的人,应该是真正成熟的人。他们肯

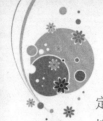

定会得到更多的机会，而不曾失去任何东西的人却会因为找不到自我而惶惶不可终日，以至失去一切。一时的失败并不可怕，可怕的是失去自我。

路遥遥，在自己脚下，没有谁可以替代我们去走每一步。唯有我们自己脚踏实地地走好每一步，才可能成长，才可能成功。

人生是一种目标，同时也是一种过程。在向目标奔跑的过程中，别忘记欣赏沿途的风景，也许你所得到的并不逊色于你想要得到的，这样的人生即使有无法到达目的地的遗憾，也许更胜于毫无内容的完美。

人生的起点从零开始，结束也是零，不会因为一个人的地位、金钱、权势而多给你一天，也不会因为一个人的贫穷、落后、平凡而少给你一天。命运之神总会很公平地对待每一个人，哪怕你是一个很小的生命。让一个人在这一方面失去了很多，就会让他在另一方面得到很多。也许当我们在羡慕别人的时候，其实很多时候别人正在用一双羡慕的眼光看着我们自己，也许这就是命运的安排，有得就有失。

在人生的历程中，当起点和归宿已经给了我们，为什么不在这个过程中好好去珍惜，让人们在这次旅行的过程中，好好地对待生活中的每一天，不论长短，都别忘了欣赏路边的风景，一株花，一棵草，一抹新绿，一片云朵。大自然的一切总会让我们感动，这在个过程中去体会、去感受在天地之间那种思绪的涌动，有爱有情，有心在动。

我们很多时候是左右不了别人的，为何不去左右自己的情绪，让自己开心。在人生的历程中去寻找那一份属于自己的快乐，在这个过程中，好好地去欣赏路的每一处风景。无论是高大的树林还是淡淡的小花，都让我们好好地去善待他们，去给他们心中的那一份爱。

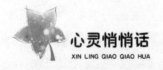

心灵悄悄话
XIN LING QIAO QIAO HUA

给我们的生活一份好的心态、一个智慧的人生，也许我们的人生会更轻松一些，人生的旅途中会看到更美的景色。放慢人生的脚步，去好好欣赏一下路边的风景，人生也许会更好。

把影子甩在身后

罗斯·斯韦尔来自英国的威尔士地区,现年已61岁,并患有双侧肺炎。

她为了一个心愿,独自坚持穿越了世界上最荒凉的地域,完成了环球航行和环球跑的两项世界纪录。

吉尼斯世界纪录官方了解到罗斯的壮举后表示,目前世界上还没有任何人能够单独同时完成环球航行和环球奔跑,何况她已是61岁高龄、且患有重病的老人。

能创造这样的奇迹,让我们每个人都对她肃然起敬。

2003年10月,一场巨大的灾难降临到罗斯的家,与她相濡以沫近40年的丈夫因前列腺癌而去世。为了唤起人们对这种疾病的重视,罗斯强忍悲痛,决定开始环跑全球。

当亲人们听说了她的决定后,都极力予以劝阻。但罗斯决心已定,婉言谢绝了大家的好意。

于是,在一个阳光明媚的早晨,这个已做了祖母的探险家从西威尔士的滩碧小镇出发了。

小镇上所有人都来为她送行,为她祝愿,为她祈祷;她满脸微笑着向大家挥挥手,便迎着朝阳开始了她艰难的环球奔跑。

途中,罗斯遇到了一系列难以想象的困难,有6次差点儿丧命。

2004年3月份,她来到了美国的阿拉斯加,准备泅渡西伯利亚的一条河流。当时,那里的气温很低。当地人劝她说,如果选择此时泅渡,无疑是去送死。

罗斯谢过好心人的劝阻,毅然跳进了刺骨的河流中,湍急的河流和异常的低温,几乎将她溺死,她硬是凭着坚强的意志游到了河对面,刚上岸就晕倒在地。

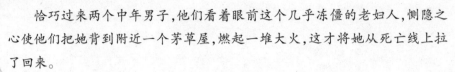

恰巧过来两个中年男子，他们看着眼前这个几乎冻僵的老妇人，恻隐之心使他们把她背到附近一个茅草屋，燃起一堆大火，这才将她从死亡线上拉了回来。

2006年，罗斯在穿越东西伯利亚时，20多只狼始终若即若离地跟着她。开始时，她内心非常恐慌，但经过仔细观察发现，这群狼也不知出于什么目的，并没有表露出要伤害她的任何迹象。她如果开始走，狼群马上就跟着她走，她如果停下休息，狼群也立即在不远处停下休息，这让她感到很有趣。度过了一周的惊恐不安后，她终于结束了这段不平凡的旅程，而狼群也在此刻离开了她，做它们该做的事去了。

让罗斯知道自己患有双侧肺炎的病情，是在她刚进入俄罗斯境内不久的事。

那天中午，她正行走在一个小镇的街道上，一辆卡车疾驶而来。没有任何防备的她顿时被撞倒在地。司机立即把她送到医院抢救。在对她进行透视化验时，意外发现她竟患有双侧肺炎。主治医生告诉她，这种病最需要的是休息，像她目前如此大运动量的行走，对病情只能有害无益。但罗斯对医生说："恰恰相反，我现在最需要的是行走，而不是休息，在我未完成我的心愿时，我是不会休息的。"在医院观察治疗了半个月后，罗斯又精神焕发地上路了。

自2003年从家乡出发到现在，罗斯已在地球上奔跑了1789天，穿破了45双鞋，跑完了33000公里的路程，终于在苏格兰的海港史魁伯斯特登上英国领土。那一刻，罗斯激动万分，哽咽着对前来祝贺的人们说："我此时站在这里，有一种奇异梦幻的特别感觉，这种感觉实在无法形容。"

在此之前的20世纪70年代，罗斯就曾驾驶快艇完成了环球航行，并且裸体通过热带地区，当时引起了巨大轰动。

罗斯对前来采访的记者说："人生其实就是一个目标，目标又是一种心灵的激励。只要每天迎着阳光奔跑，把影子甩在身后，生命就会被激发出最大的能量，也就能创造出自己人生的奇迹。"

迎着阳光走，把影子甩在身后。即使长路漫漫，脚印总也灿烂，像盛着的星星，像春蕾初绽。

迷茫之后，跌倒之后，爬起之后，就该迎着阳光走，把影子甩在身后。因为尘封的旧梦,若被别人抛弃,那是可怜的,但尤可争取;若被自己抛弃,那是可悲可耻的,有何挽留的意义?

仅有健壮的四肢决不能支撑起一个真正的人!要活就应活出一种气概、一种精神。

心灵悄悄话
XIN LING QIAO QIAO HUA

同一个太阳,绝不是为某一个人而辉煌,同一个春天,也绝不是为谁灿烂。天空期待展翅,大海期待弄潮,迎着阳光走,把影子甩在身后,你必须珍惜你的每一步,你必须珍惜你将付出的每一滴汗珠,用青春去拥抱属于自己的那份生活的明亮。

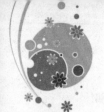

别在乎别人的目光

如果一个人的行动完全取决于别人的看法,他就会失去自我,成为别人意愿的奴隶。

请坚持自己的主见,切莫让别人的建议反客为主,取代了你的主见！走自己的路,让别人去说吧！被别人左右,不懂得坚持自己的立场,注定毫无成就,而坚定自己立场的人才会成功。

对每个人来说,凡事都要有自己的主见,不要太在意别人的看法。在面对双向甚至多向选择时,决定权永远在我们自己的手中,也许有的时候我们自己的选择并不是最好的,但这就是人生。

让自己成为掌舵人,即使这艘船在我们的生命中行驶得有点颠簸,我们也会在航行的快乐中到达自己的生命彼岸。如果总是因为他人的看法改变自己,你会活得越来越没有自我。

想要达到最终的目标,就不能放弃自己,要自己来走完这条路。放弃了自己不仅会使你失去成就自己的机会,你的生命也会随之失去意义。

不必过分在乎别人对你的看法,这种多心只能使你步入不幸之途。只要记住你只是你,就足够了！

然而,有时也应表现得比真正的你好一点。你不必将缺点或弱点暴露在你所处的社会中,但是谨慎之余,也许你会过分在乎别人的存在。如果你始终怀疑着别人是否会在背后批评你,因此不敢相信朋友和社会大众,这也是一件令人遗憾的事。

如果有几位朋友聚在一起愉快的说笑,这时你刚好走进房间,她们便都闭口不言了。于是,你认为她们正在谈论你,并且谈的不是好话,因而耿耿于怀。相信你一定有过这种经验。

事实上,这种情形大都是你自己太多心了,她们闭口不言,是因为你打断了她们的话题。

社会中的每个人对别人的缺点很热衷，最喜欢的是谈论别人的隐私，可是，从另一个角度想想，社会并不是只注意你一个人，如果你以为大家都在谈论你，这就可能有精神倾向问题了。

同时还有另外一种情况，当许多人聚在一起谈话，你就以为他们都是在赞美你，这就未免太滑稽了。

心灵悄悄话
XIN LING QIAO QIAO HUA

　　不必过分在乎别人对你的看法！这种多心只能使你步入不幸之途。只要记住你只是你，就足够了！然而，有时也应表现得比真正的你好一点。

197

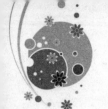

别对着缺憾叹息

这个世界是有缺憾的，从盘古开天后就没有完美过。作为这个世界上主体的人也无一不是有缺憾的。在身体、事业、家庭诸多方面或多或少缺了什么，十全十美、万事顺心的人是不存在的。这就构成了缺憾的人生。然而，上帝又是公平的，缺憾的人生无不体现着平衡法则。换种话说，在平衡法则下，缺憾是上帝给我们的特意安排，是偏爱我们而留下的特殊印记，是忍不住完美苹果的诱惑而咬下了一口留下的爱的齿痕。

上帝可以让一个人身有残疾，但却赋予他自强不息的精神；上帝可以给一个人个头矮小，但又让他成为精神上的巨人；上帝可以让一个人事业飞黄腾达，但又让他经历常人不能吃之苦，常人不能受之罪；上帝可以让一个人容貌出众，却又经常以"红颜薄命""好汉无好妻""好女无好婿"相平衡；上帝可以让一个人官运亨通，却又诱之于金钱美色，经不住考验，则变成南柯一梦；上帝可以让一个人家财万贯，却常以子孙不孝、"富不过三代"做故事结尾；上帝可以让一个人才华横溢、学富五车，却往往辅之以命运多舛、多起多落、大起大落。上帝做大、做足、做活了平衡的文章，煞费苦心地平衡了万事万物、芸芸众生。除了极少的失败之作，大多的作品都各有特色、各有风韵，各有不尽完美之处，决不简单雷同。一个人的得失，差不多都呈平衡状态，这方面得到了，那方面可能失去，这段时期得到了，另段时期可能失去。

人性是有弱点的，没有苦难就会心生骄傲，没有沧桑就会变得麻木，没有足够的缺憾就不会唤起足够的爱心。

缺憾充满了人生，有缺憾的人生原本是酸甜苦辣各种滋味的交融。酸也好，甜也好，苦也好，辣也好，样样都应好，，能品尝，能感受，说明你存在、你健康。你存在就莫浪费时光，欢快的、尽情地感受这所有的美好和缺憾。哲人说："缺憾为美，缺憾是福。"这美、这福应好好玩味。

国王有七个女儿，这七位美丽的公主是国王的骄傲。她们那一头乌黑亮丽的长发远近皆知。所以国王送给她们每人一百个漂亮的发夹。

有一天早上，大公主醒来，一如往常地用发夹整理她的秀发，却发现少了一个发夹，于是她偷偷地到了二公主的房里，拿走了一个发夹。二公主发现少了一个发夹，便到三公主房里拿走一个发夹；三公主发现少了一个发夹，也偷偷地拿走四公主的一个发夹；四公主如法炮制拿走了五公主的发夹；五公主一样拿走六公主的发夹；六公主只好拿走七公主的发夹。于是，七公主的发夹只剩下九十九个。隔天，邻国英俊的王子忽然来到皇宫，他对国王说："昨天我养的百灵鸟叼回了一个发夹。我想这一定是属于公主们的，而这也真是一种奇怪的缘分，不晓得是哪位公主掉了发夹？"

公主们听到了这件事，都在心里想说："是我掉的，是我掉的。"可是头上明明完整的别着一百个发夹，所以都懊恼得很，却说不出。只有七公主走出来说："我掉了一个发夹。"话才说完，一头漂亮的长发因为少了一个发夹，全部披散了下来，王子不由得看呆了。

故事的结局，想当然的是王子与七公主从此一起过着幸福快乐的日子。

为什么一有缺憾就拼命去补足？一百个发夹，就像是完美圆满的人生。少了一个发夹，这个圆满就有了缺憾；但正因缺憾，未来就有了无限的转机，无限的可能性，何尝不是一件值得高兴的事！

心灵悄悄话
XIN LING QIAO QIAO HUA

　　不要为自己的缺憾而忧伤，也不要为别人的缺憾而叹息。我们每个人都有缺憾，但那是上帝给我们的特别礼物。上帝是公平的！

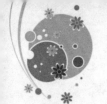

让心灵到达你想去的地方

小时候的约翰·戈达德,每当有空的时候,总会拿出祖父在他8岁那年送给他的生日礼物——一幅已被卷了边的世界地图看。15岁那年,这位少年一口气写下了127项人生的宏伟志愿——《一生的志愿》:要到尼罗河、亚马孙河和刚果河探险;要登上珠穆朗玛峰、乞力马扎罗山和麦金俐峰;驾驭大象、骆驼、鸵鸟和野马;探访马可·波罗和亚历山大一世走过的道路;主演一部《人猿泰山》那样的电影;驾驶飞行器起飞降落;读完莎士比亚、柏拉图和亚里士多德的著作;谱一部乐曲;写一本书;拥有一项发明专利;给非洲的孩子筹集100万美元捐款等等。毋庸置疑,这是一场马拉松式的人生征程。60岁时约翰·戈达德经历了18次死里逃生和难以想象的艰难困苦,已经完成了其中的106个目标。约翰·戈达德常说的一句话时:我决不放弃任何一个目标,一有机会我就出发。当有人问他是什么力量促使自己成功时,他轻松地回答:"很简单,我只是让心灵先到达那个地方。随后,周身就有了一股神奇的力量。接下来,就只需沿着心灵的召唤前进好了。"

"让心灵先到那个地方",多么诗意的回答!"那个地方"其实就是心中的目标,就是高耸在自己前行方向上的路标。正是有了路标的指引,哪怕遇到艰难险阻,狼群虎豹,哪怕是荆棘遍地,哪怕摔的遍体鳞伤,也其乐融融,一股豪气油然而生。

而在英国,一位腿患严重慢性肌肉萎缩症,走起路来都异常困难的青年,叫斯尔曼,凭借仅有的一条好腿、顽强的毅力和持之以恒的信念,创造了一个个令世人瞩目的壮举:19岁,登上了世界最高峰珠穆朗玛峰;21岁,登上了阿尔卑斯山;22岁时,登上了乞力马扎罗山;28岁前,他征服了世界上所有著名的高山;然而,在他28岁时,却突然自杀在寓所里。什么原因使功成名就的斯尔曼弃世而去呢?他留下的痛苦遗言:"如今,功成名就的我感到无事可做了,我没有了新的目标。"此话为人们解开了这个谜底。当把巍峨、困难踩在了自己的脚下之时，一直支撑斯尔曼生命一往无前的精神支柱一下子坍塌，他也因此而失去了人生的全部。

无论是杰出之士还是平庸之辈，最根本的区别不在于智慧的高低聪明与否，也不在于幸运之神是否青睐有加，而在于有无永恒的目标追求。无论自己已经拥有多么伟大的成就，也无论自己所从事的事业多么平凡普通，请记住："让心灵先到那个地方去！"

细细体味"让心灵先到那个地方"，这句话蕴含着一种积极的生活态度。原来到达一个地方不仅仅可以靠移动的脚步，还可以用心灵去靠近。心灵一旦有了归属感，那么旅途也就有了更加明确的方向，人们就会带着更加主动的心情去靠近目标。

怎么做才叫"让心灵先到达那个地方"呢？大概可以分成两步。首先，可以默默地对自己说："我一定能够到达！"给自己足够的信心和暗示，这一点很重要；其次，一旦树立好目标和信念，就要开始做好足够充足的准备，尤其是各种心理准备，当有了心理承受力来面对一切可能出现的问题时，基本已经可以是完成了心灵的跋涉。接下来，只需要一个脚印、一个脚印地扎实走下去，到达旅途终点，只是一个时间问题。

因此，还是那个英国人说的好："用铁门把很久的过去和遥远的未来隔断，用百倍的信心做今天想做的事情。"

心灵悄悄话

XIN LING QIAO QIAO HUA

让心灵先到那个地方，"那个地方"，其实就是你心中的目标，就是高耸在你前行路上的路标。正是因为你的心时时不离这个路标，所以，哪怕遇到艰难险阻、狼群虎豹，哪怕是荆棘遍地，哪怕摔得遍体鳞伤，你也其乐融融，一股豪气油然而生。

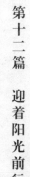

第十二篇　迎着阳光前行

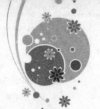

梦想比条件重要

人可以不伟大,但不能没有梦想;人可以不永恒,但不能没有追求。梦想不分身份贵贱财富多寡,它可以成为每个人向前的动力,催动我们去达到看似遥不可及的目标。没有人愿意裹足不前,没有人不希望生活更幸福,而梦想,就是这一切的动力。

在这个世界,有很多的人为梦想的实现而奋斗,他们乐此不疲,努力朝着自己的信仰前进。不畏艰险,不怕困难,从容不迫,相信自己终有一天会实现。也有些人,把自己的生活淹没在现实中。安于现状,拒绝幻想,渴望平凡,只想宁静地度过余生。他们都有着自己的想法,思维清晰,懂得取舍,不时坚定自己的想法。

可是,有一天,有人问起你:你有过梦想吗? 你还有梦想吗? 你该怎么回答? 或者,谋一天,一个陌生人突然问起你:你曾经在梦想与现实之间做了一个怎样的决定? 你会怎样回答? 是沉默? 还是大胆地说出自己的心声? 我相信,每个人都有自己的思想。那么,你们是怎样看待的呢?

每个人在很小的时候,都有过梦想吧! 那时候,每当有人问起你时,你会怎么样回答? 相信每个人都曾信誓旦旦的说过,我长大后要当科学家,教师,等等。可是,现在的你们还有勇气说出你的梦想吗? 孩提时候,那是多么天真的时代。你们还不懂得看待别人嘲笑的目光,也没有人会取笑你。因为你还小,有做梦的权利,思想没有被束缚,思维的羽翼正丰,但行为能力的那扇翅膀还只是个雏形。可长大以后呢,你们行为能力越来越强了,可是你的思维里已经没有梦想的种子了。人长大了,一路上抛弃的东西也就多了。身上的东西不停地流失,自己的思想也就贫贱的只剩下行尸走肉了,靠着仅存的思维遗产支配自己。

我们是长大了,可我们没有了造梦的思想,并且不断地提示自己:我改变不了世界,那是伟人的事。自己就从来没有想过要当一回令人景仰的人,也没想过要干一番轰轰烈烈的事。所以,你平庸。没有人记住你的名字。也许,某一天,你会发现救世主就在你身边。

当然,现实的人向这个社会这个世界认输了。他们趴在现实的脚下,匍匐前进。而少数怀有梦想的人,他们是站起来的,被无数视野上的矮子用别样的目光看待,嘲笑着,"你看,那个疯子。"可是,突然有一天,这个疯子发疯了,有人进了精神病医院,也有人进了科学院。而那些视野上的矮子还在自己的笼子里忙忙碌碌。庸碌无为成了他们最自豪的事,平淡成了他们的理想。

相信看过《奋斗》的人,都知道那个叫陆涛的人,刚从学校出来,还像个孩子,初生牛犊不怕虎,胸中燃烧着梦想,来到这个社会,结果被他生父用一瓢水给浇灭了。他从此也淹没在人海中,平凡且真实。

有梦想的人有野心,他们大胆,和第一个吃螃蟹的人一样勇敢。好像听过一句这样的话,伟大的人创造了历史,平凡的人繁衍了后代。梦想和理想唯一的分别就是:梦想是自己心中最渴望的,理想是以现实为前提而产生的最强烈的渴望。没有哪个更重要,因为我们没有人可以为了梦想而放弃理想和现实,我们没有选择。

我们能告诉自己的,只有努力,努力地去实现那一切……

19 世纪中期的时候,美国印第安纳州的一个小农场里,有一位牧羊人辛苦地帮别人放羊来维持一家人的生计。牧羊人虽然很辛苦,可是他却有一个很幸福的家庭,更让牧羊人开心的是他有两个活泼可爱的儿子。

一天,牧羊人带着两个孩子去牧羊。这时一群大雁从他们头顶飞过,渐渐地消失在了远方。小儿子问父亲:"大雁要往哪儿飞呀?"

"它们要去一个温暖的地方,在那里安家,度过寒冷的冬天,明年它们还会飞回来的。"牧羊人说。大儿子羡慕地说:"要是我们也能像大雁一样飞起来多好,那样我们就可以想去哪儿就去哪儿了。"小儿子也对父亲说:"做个会飞的大雁多好啊!那样就不用放羊了,可以飞到自己想去的地方。"

牧羊人听了两个儿子的话,沉默了一会儿说道:"只要你们想飞,你们也可以像大雁一样飞起来。"牧羊人的两个儿子听了,都把胳膊当作翅膀模仿大雁飞,可是并没有飞起来,相反重重地摔在了地上。

牧羊人说:"你们飞的姿势不对,让我飞给你们看。"牧羊人也模仿大雁飞,可是牧羊人同样没有飞起来,牧羊人肯定地对两个儿子说:"我是因为年纪大了飞不起来,你们还小,只要不断努力,就一定能飞起来,去想去的地方。"

两个儿子牢牢地记住了父亲的话,他们相信自己一定会飞起来的。在以后的日子里,虽然他们家境贫寒,没有读多少书,可是他们却始终记着飞起来的这个梦想。

兄弟两个长大了,经过不断的努力,终于飞了起来,他们就是莱特兄弟,世界上第一架载人动力飞机的发明者。

莱特兄弟能成功地发明第一架载人动力飞机是与他们从小就种下梦想的种子分不开的。莱特兄弟也许没有多少飞行的专业知识,可是他们却有着飞行的梦想,梦想最终促使他们发明了世界上第一架载人动力飞机。

心灵悄悄话
XIN LING QIAO QIAO HUA

　　追逐梦想,寻觅梦想的清香。记得有人说过这样一句话:"梦想的代名词是'跌倒、挫折、希望与成功'。"而在追逐梦想的过程中,恰恰需要这种动力。

第十三篇　一切都在意料之中

　　生活七色，人生五味。要想真正品味生活的人，相信未来是第一位的选择。花季，鲜花盛开，梦想奇特，有时欢乐中夹杂着感伤，高兴中也带有泪滴，一个个梦想在此一一登场。雨季，彩霞满天，变幻多端，不再感情用事，不再冲动行事，此时略带理智，是走进成熟的先兆，但有时候又免不了有潮湿，这一切都已在历史的长廊中定格。随花而过，随雨而去，而我们现在所处的季节，有着春天的妩媚、夏天的炽热，有时也有秋天的萧杀、冬天的冷酷。相信未来，一切都在意料之中！

只要你足够好

绝大多数时候，我们没有实现理想，或丧失了梦想，不是因为别的，只是因为我们还不够好。"只要你足够好"，一切都不是问题。但是，为什么能够做到足够好的人寥寥无几呢？因为，弱者的内心大多有深深的无力感和挫败感。面对生活，学会顺应、悦纳，愿意走"只要我足够好"的道路，才是你在这个世界上所能寻找到的无尽可能性之源。

2012年春晚以后，网络上到处可见对杨丽萍的溢美之词。因为对舞蹈艺术一无所知，我原本并不了解她。后来在王利芬的微博上，我看到这样一段话——杨丽萍已经54岁了。记者问她："你是为了舞蹈才不要孩子的吗？"她回答："有些人的生命是为了传宗接代，有些是享受，有些是体验，有些是旁观。我是生命的旁观者，我来世上，就是看一棵树怎么生长，河水怎么流，白云怎么飘，甘露怎么凝结。"这段话让我开始寻找关于杨丽萍的一切。

在鲁豫对杨丽萍的访问中，有一段谈话触动了我。杨丽萍出生在云南大理的偏远山区，舞蹈是当地少数民族生活的一部分。而从小感受力丰富的杨丽萍，一向从大自然的花鸟鱼虫、浮云流水中寻找舞蹈的灵感。杨丽萍长大以后，进入中央民族歌舞团。由于歌舞团中传统的民族舞训练技法与她对舞蹈艺术的直觉背离，她拒绝接受集体训练，坚持按照自己的方式练习。为此，她受到领导和老师的批评，还得不到补助费。鲁豫问她："因为这样一些原因，会不会有一些演出的机会就不给你了呢？"杨丽萍回答说："因为你跳得好，他还是要用你。"这句话平静质朴，却让人感动。

这句话说出了一个重要的真相。而这个真相，不知道为什么，常常被许许多多"理想远大"而"不得志"的人有意地掩盖了过去。

第十三篇　一切都在意料之中

　　这个真相是,绝大多数时候,我们没有实现理想,或丧失了梦想,不是因为别的,只是因为我们还不够好。太多用来解释失败的理由都经不起推敲。逆水行舟的人,尚且能够因为做到足够好,从而实现其追求,那些顺水推舟、得天独厚的人们,还可以找什么借口呢?也许许多人仍然会大摇其头,从人家的履历中找出特有的机遇和经历,来证明实现梦想不是一件容易的事。确实,实现梦想非常艰难,但最艰难的地方不在外界,而在自身。

　　只要你足够好,就不怕人生路上多磨难。陈燮霞是大器晚成的运动员。之所以大器晚成,是在她的成长中经历了太多失败的磨炼。在2006年以前,已经练了十几年举重的她,很少在国内外重大比赛中取得骄人的战绩,实力总和顶尖选手差了那么一点点。面对不断的失望和坎坷,她也"曾经想放弃,但最终还是难以割舍"地坚持了下来,用永不放弃的精神走到了今天,终于在祖国最需要她的时候放出了异彩。

　　是的,只要你足够好,就不会在困难和失败面前怨天尤人、止步不前。我们日常的生活不如意之事有很多,同样是生产劳动,你的技能不如别人;同样参加高考,你的成绩不理想;同样往报社投稿,你中稿的期望却总落空。这时候,任何的抱怨和沮丧都无济于事,因为,打铁先得自身硬,想让你的人生放光彩,就要你足够好!

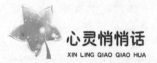

心灵悄悄话
XIN LING QIAO QIAO HUA

　　这个社会,或许还不完全公平,这个社会,或许还不都尽如人意,但是,请记住:让优秀成为一种习惯。只要你足够好,相信公道自在人心!

没有比脚更长的路

牛津大学举办了一个"成功秘诀"讲座,丘吉尔应邀发言:"我的成功秘诀有三:第一是,决不放弃;第二是,决不、决不放弃;第三是,决不、决不、决不放弃!"

人生路漫漫,多有崎岖坎坷。但是,正如一句谚语所说:"没有比脚更长的路,没有比人更高的山。"路的长短,完全取决于你的双脚。只要执着地、永不放弃地走下去,你就会踏平坎坷,在成功的路上走得很远、很远。

人生不能没有目标。

目标确立了,要想如期抵达,则必须选择执着。

往目标的途程曲折坎坷,你只有借助执着的力量,方可披荆斩棘,征服高山,走过沼泽。

执着,意味着苦苦地坚持,虔诚地付出。

执着,是永不失望、永不放弃的代名词。

把心交给了执着,梦中的灯盏,便不会被大风扑熄,被大雨浇灭。即使重重地摔一跤,你也会毫不在乎地爬起来,捂紧血淋淋的伤口,说一声这点痛算什么;即使伸向远方的道路被浓浓迷雾封锁,你也会清醒地告诉自己,迷雾,挡得住眼睛,挡不住心灵。

把心交给了执着,你的头脑里,定会反复出现这句闪光的格言:"开弓没有回头箭。"定会反复出现这句动人的铮铮誓言:"什么也改变不了我的追求,哪怕最终只能啜饮一杯失败的苦酒。"

伟大的科学家巴斯德说:"告诉你使我到达目标的秘密吧,我唯一的力量就是我的坚持精神。"法国画家安格尔说:"所有坚韧不拔的努力迟早会取得报酬的。"两位卓越的成功者,不约而同地道出了执着的真谛。

——选择执着,人将终生无悔!

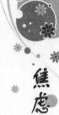

　　台湾著名青年魔术师刘谦7岁那年，有一次刘谦的阿姨带刘谦着出门逛街，在百货公司漫无目的地闲逛时，刘谦突然被某样东西给吸引，怎么也不肯再移动一下——原来是专柜导购的店员正在表演魔术。当时，刘谦看到他拿出一枚硬币放进小盒子里，再将小盒子用手帕包起来，然后，神奇的事情发生了，被困在盒子里的硬币，居然可以穿过盒子、手帕，跑到他的手里！这究竟是怎么回事？刘谦百思不得其解！虽然表演很精彩，看的人也很多，但是大家都抱着看热闹的心态，看过了就走了，人换了一拨又一拨，大概也只有刘谦——一个7岁的小男孩，还呆呆地站在那里。因为刘谦怎么也弄不明白，钱是从哪里变出来的，越弄不明白越想弄明白，所以就一直站在那里看下去……

　　第二天一放学，刘谦像着了魔一样又往那里跑，继续看昨天那个店员表演。他没认出刘谦，于是刘谦又看了很久。

　　第三天刘谦再去，……

　　到了第四天，刘谦终于引起了那个人的注意，并从他那里学到了这个"空中来钱"的游戏……

　　一个孩子的梦想，还不至于掀起这么大的波澜。因为大家都不重视，觉得小孩子嘛，想想而已，再说，魔术师哪有这样好当？可刘谦当时想的是，我一定能当上的。多年后，刘谦还是执着地相信，敢于想不可能的事，敢于执着地追求自己的理想，富有开拓精神的人也就是走向成功的人。

 心灵悄悄话
XIN LING QIAO QIAO HUA

　　我们会认为阳光是来自太阳的，但是在我们心里幽暗的时候，再多的阳光也不能把我们拉出阴影，所以阳光不只是来自太阳也来自我们的心。只要我们心里有光，就会感应到世界的光彩；只要我们心里有光，即便在有阴影的日子，也会坚持培养自己温暖而有生命力的品质。

选择你的人生

　　曾经有这样一个故事：在抗战爆发时，村里一对青年去县城报名抗日。国民党军与八路军的报名处近在咫尺。结果，两人作了不同的选择，青年甲参加了八路军，青年乙参加了国民党军队。新中国成立后，甲青年成了共产党的高级干部，乙青年成了特赦的国民党将级军官。后来，甲高干因受贿锒铛入狱，乙将官因统战进入政协。一次，政协组织调研司法制度建设，这对发小，在监狱巧遇，不禁唏嘘不已。这样的人生悲喜剧，从选择而开始，也因选择而暂时告一段落。

　　其实，不同的选择，很难预测未来。悲也罢、喜也罢、顺当也罢、曲折也罢，都得由你自己来担当、来承受的。不要后悔选择，也不要埋怨命运。其中，看似偶然却蕴含着必然的因素，必然之中往往又隐藏着偶然的作用。人生的道路千万条，不论你选择哪一条，沿途都有优美的风光，但同时也会有岔道和沼泽地，关键在于你人生的态度和生命的精神。

　　有时候，所谓的"选择"是无奈的。有一个家庭，为了分担父母养家的压力，大姐悄悄撕掉了入学通知书，去工厂当了学徒。为了让妹妹留在城市，哥哥在上山下乡的热潮中，报名赴边疆插队落户。

　　有时候，一刹那的选择是悲壮的。地震来临之际，为了保全儿女的生命，母亲毅然选择了死亡。洪水汹涌而至时，为了学生的安全，老师毫不犹豫地选择了危险。有时候，一些选择却是卑劣的。为了达到不可告人的目的，政客们选择了谎言。为了帮助行贿者获取利益，贪官们选择了特权。在生活中，不管你作何种选择，在每一次的选择中，都有你人生的映照；在人生中，也因你不同的选择，而开放出不同的生命之花。就像禅语所说，凡事皆有因果。

　　在人的一生中，选择与命运是紧密相连的，但又往往是不相称的。你选择了圆满,但却付出了艰辛;你选择了高尚,但却遭遇了卑微的围攻;你选择了文明,却在野蛮中行进。你越是坚持着你的选择,为了演绎它的意义,或许你承受的却是一生的磨难。不过,你选择了飞翔,总能看到蓝天;你选择了远航,总能感受大海。尽管,其间要经历狂风暴雨和巨浪滔天。

所以,我们要设想好自己人生的选择!

有个年轻人,有一天,因为心情不好,他走出了家门,漫无目的地到处去闲逛,不知不觉地他来到了森林深处。在这里他听到了婉转的鸟鸣,看到了美丽的花草,他的心情渐渐好转。他徜徉着,感受着生命的美好和幸福。

忽然,他的身边响起了呼呼的风声,他回头一看,吓得魂飞魄散,原来是一头凶恶的老虎正张牙舞爪地扑过来。他拔腿就跑,跑到一棵大树下,看到树下有个大窟窿,一棵粗大的树藤从树上深入窟窿里面,他几乎不假思索,抓住树藤就滑了下去,他想,也许这里是最安全的,能躲过劫难。

他松了口气,双手紧紧抓住树藤,侧耳倾听外边的动静,并时不时地伸出头去看看。那只老虎在四周踱来踱去,久久不肯离去。年轻人那颗悬着的心又紧张了起来,他不安地抬起头来,这一看又叫他吃了一惊,一只尖牙利齿的松鼠在不停地咬着树藤,树藤虽然粗大,可它经得住松鼠咬多久呢?他下意识地低头看洞底,真是不得了!洞底盘着四条大蛇,一直瞪着眼睛,嘴里摇卷着长长的信子。

恐惧感从四面八方袭了过来,他悲观透了。爬出去有老虎,跳下去有毒蛇,上不得,也下不得,想这么不上也不下吧,却有只松鼠在咬树藤,他甚至已经听到了树藤被咬之处的咔吧咔吧欲断未断的响声。

故事说到这里,朋友们也许已经悟出了,这个故事并不是人生的特殊个例,也不是人生的具体写实,而是人生境遇的一个比喻。那只老虎不是别的,其实是无常;那只松鼠是时间;那四条大蛇是人生无法逃避的生、老、病、死;那根藤就是我们的生命线。

老虎存在于这个世界上是无疑的,正如灾害,正如烦恼,正如天外飞来的横祸。这些不测总是要来到人间的。是来到你的面前,还是来到他的面前,是碰到一次,还是常常碰到,这也许有一定的偶然性。

与生俱来的还有生、老、病、死,这是任何人都无法挣脱的宿命,上至王侯将相,下至贩夫走卒,是谁都无法摆脱的。无法摆脱的还有时间,从表面上来看,时间对生命并不构成威胁,甚至我们还会以为它是运载人生的免费列车,可是真正给我们致命一击的就是时间,时间每时每刻都在咬着我们的生命之藤。其实人生就是这么一个苦味的窟窿。人被从母体赶出来,就被驱赶到这个窟窿里来了,人生在生、老、病、死这种苦境之外,还有许多意想不到的挫折和打击,也许你常常被苦难紧紧盯住。那么你准备怎么办呢?

让我们继续看完那个年轻人的故事。

年轻人想:悬挂不动已经是不可能的了,树藤已经不让你悬了;跳下去绝无生路,那是个死胡同,连逃的地方也没有;可是外面呢,有可怕的老虎,但是也还有鸟鸣,有花香。年轻人在想,难道这就是人生的宿命?冥冥之中,他听到一个声音在喊:别怕,跑吧。

于是他不再做多余的考虑,一把一把向上攀登,他终于爬到了地面,看到那只老虎在树底下闭目养神(是的,苦难也有闭上眼睛的时候),他瞅住这个机会,拔腿狂奔,终于摆脱了老虎回到了家。

也许我们的能力确实有限,也许我们的厄运真的无法摆脱,但是我们用不着绝望,我们逃不脱生、老、病、死,我们逃不脱有限的岁月,但是我们可以逃得脱老虎,逃得脱人生迎面而来的灾难。面对不幸、挫折和打击,我们可以跑,可以奋斗。羚羊摆脱狮子追击的办法是跑得比狮子还快,这就是生路。所谓生路,就是人生之路。这个故事看似简单,可是它的含义却很深刻。它所要赐给我们的是一种大无畏的精神,以及一种深层次的悟性。也就是说,我们必须学会掌握自己的人生,不要被随时会来的各式各样的威胁而吓退。

心灵悄悄话
XIN LING QIAO QIAO HUA

前怕狼后怕虎不是做人的道理。真正做人的道理是要懂得,灵活运用我们的智慧,去排除一切危难。让自己懂得,如何闯出一条新的人生之路来。

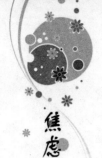

做自己命运的舵手

在人生的大海上,命运是一叶扁舟,而性格是舵手。有这样一种规律:播种一种观念就收获一种行为;播种一种行为就收获一种习惯;播种一种习惯就收获一种性格;播种一种性格就收获一种命运。想改变命运必须改变性格。常言道:性格是天生的。三岁看大,七岁看老,江山易改,本性难移。真是如此? 实践是检验真理的唯一标准。无数雄辩的事实证明,成功者都是与命运抗争、重新塑造自己而取得成功的。说人可以重新塑造的理论根据是什么? 总要讲科学性。

成功心理学揭示:人与动物有一个重要界定就是,人是接受暗示和自我暗示的高级生命。著名的"皮格马利翁效应"(又称标签效应)是这样试验产生的:罗森塔尔教授随意把教室里的学生划为两半。一半称之为智商高的孩子,另一半称之为智商低的孩子。还是同一批教师教,一个学期结束后,那些智商高的孩子个个成绩优秀,而那些智商低的孩子却成绩很差。这时教授才公布:其实孩子的智商基本一致这个试验表明:给人贴上什么样的标签,人就会成为什么样的入。印证了一句哲言:"你认为自己行还是不行,你总是对的。"与这个效应相提并论的"马太效应"更为重要:"越有的越有,越没有的越没有"。

暗示与自我暗示魔力之大,事例很多。一位 X 医生正在透视一位胸部病人,无意中挂破了工作服。随口说:哟,这么大个洞。不料,病人听见了,竟吓得昏死过去了。广告大战中的广告效应更是这种暗示原理普遍应用的例证。

鲁迅先生说:"世上本没有路,走的人多了,便成了路。"世上很多已经形成的路大多是别人走出来的,而在最初的时候,每个人的脚下都是没有自己的路的。当我们朝着自己的目标开始前进的时候,在我们的身后就会形成一条模模糊糊的、曲折蜿蜒的属于自己的人生之路。每个人的人生之路都是自己走出来的,而人生之路的好与不好完全则取决于自己的思想,你的思想驾驭着你的命运。

有人说,命运是不可把握的,能把握和掌控的就不叫命运。但也有人说,命运掌握在自己手中。以前,我一直同意前者。总认为命运是一种冥冥之中不可测的力量对我们人生的规定。可是,自从我读了一本叫着让《奇迹在你生命中发生》的书后,我对生命的奥秘,对命运的奥秘有了新的认识。我在一定程度上相信了那句话:命运掌握在自己手中。

哲学家说过,性格即命运。太对了,有什么样的性格就会有什么样的决定。但我要说,除了性格因素,习惯也是命运。然而除了这二者,命运的本质其实更决定于我们拥有什么样的观念,有什么样的观念就会决定我们前进的方向,决定我们有什么样的行为。

错误的观念导致悲剧,正确的观念才能导致喜剧,带来幸福。

有时候,拥有一个正确的观念,就足于改变你的人生。

自己就是自己的命运算命师,要对自己有信心。算命实际上也是给你信心,算命常说的一句话就是"心诚则灵,不诚则无",实际上就是一种心理暗示,让你相信它,你一旦相信,就有了内在的动力,自然就有了行动付诸实施,你期望的目标就会一点点的接近,等你回头一看,是啊,真灵,就更深信不疑,就会进一步坚定信心,进一步付之行动,如此反复加强,离目标越来越近,甚至达到心中所想的目标,于是你就相信了,甚至相信命运了。反之,"不诚则无",这是算命师打的伏笔,你不信它,当然不会有行动,自然不会实现心中所想的目标。总之,要相信自己,自己把握自己的命运?

一个书生在翻越一座山时,遭遇了一个拦路抢劫的山匪。书生立即逃跑,但山匪穷追不舍,走投无路时,书生钻进了一个山洞里,山匪也追进山洞里。在洞的深处,书生未能逃过山匪的追逐,黑暗中,他被山匪逮住了,遭到一顿毒打,身上的所有钱财,包括一把准备为夜间照明用的火把,都被山匪掳去了,只是山匪并没有要他的命。之后,两个人各自寻找着洞的出口,这山洞极深极黑,且洞中有洞,纵横交错。

山匪点燃抢来的火把,他能看清脚下的石块,能看清周围的石壁,因而他不会碰壁,不会被石块绊倒,但是,他走来走去,就是走不出这个洞,最终,他力竭而死。

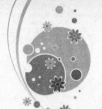

书生失去了火把，没有了照明，他在黑暗中摸索行走得十分艰辛，他不时碰壁，不时被石块绊倒，跌得鼻青脸肿，但是，正因为他置身于一片黑暗之中，所以他的眼睛能够敏锐地感受到透进洞里来的微光，他迎着这缕微光摸索爬行，最终逃出了山洞。

心灵悄悄话
XIN LING QIAO QIAO HUA

　　其实，人的一生有许多的曲曲折折，起起落落。这样的人生才有滋有味。倘若是在浑浑噩噩地过一生，那么你就白来这世上一趟。因为曲折、起落是考验自己的试题。你掌握了命运，坚忍不拔，你就战胜它。放弃了，你就成了它的奴隶。